Stefanie Hellmann | Rosa Rößlein

Expertenstandard Pflege von Menschen mit chronischen Wunden

- Kompakt & übersichtlich
- Transparenzkriterien & Expertenstandard
- Praxistipps für die Dokumentation

BRIGITTE KUNZ VERLAG

Die Autorinnen:
Stefanie Hellmann ist Diplom-Pflegewirtin (FH), Dozentin, Heimleiterin und examinierte Altenpflegerin.

Rosa Rößlein ist M. Sc. Gerontologie, Diplom-Pflegewirtin (FH), TQM-Auditorin, Mitarbeiterin beim MDK sowie Altenpflegerin und Gesundheits- und Krankenpflegerin.

Bibliografische Information der Deutschen Nationalbibliothek
Die Deutsche Nationalbibliothek verzeichnet diese Publikation in der Deutschen Nationalbibliografie; detaillierte bibliografische Daten sind im Internet über http://dnb.ddb.de abrufbar.

ISBN 978-3-89993-812-8 (Print)
ISBN 978-3-8426-8476-8 (PDF)

Reihengestaltung: Groothuis, Lohfert, Consorten | glcons.de
Satz: PER Medien+Marketing GmbH, Braunschweig
Druck: Druck Thiebes GmbH, Hagen

INHALT

VORWORT

Eine chronische Wunde schränkt die Betroffenen oft nicht nur körperlich ein, sondern beeinträchtigt sie auch in ihrer Lebensqualität. Die Menschen leiden unter Schmerzen, unter Einschränkungen in der Mobilität, Schlafproblemen, Exsudat- und Geruchsbelästigungen, einer möglicherweise zunehmenden Isolation sowie unter erheblichen Schwierigkeiten bei der Gestaltung ihres täglichen Lebens.

Der Expertenstandard Pflege von Menschen mit chronischen Wunden betrachtet all diese Aspekte. Im Vordergrund steht ausdrücklich nicht mehr die Wunde, sondern der Mensch in seiner Ganzheit und seinen gesellschaftlichen Beziehungen. Die pflegefachliche Herausforderung besteht darin, eine solche pflegerische Versorgung zu gewährleisten, die die Lebensqualität des Betroffenen und sein gesundheitsbezogenes Selbstmanagement fördert, die Wundheilung unterstützt und eine Rezidivbildung von Wunden vermeidet. Daher benötigt die Pflegefachkraft einerseits umfassendes Wissen über chronische Wunden, wundspezifisches Assessment und die Kompetenz zur Anwendung evidenzbasierter Maßnahmen. Andererseits wird bei ihr eine kommunikative Kompetenz vorausgesetzt, die es ihr ermöglicht, die Perspektive des Betroffenen einzunehmen, besser zu verstehen und gemeinsam mit ihm Maßnahmen zu planen, um seine Selbstmanagementkompetenzen zu fördern.

Die Pflegedokumentation ist in diesem Kontext ein Handwerkzeug der Pflege, um die Schritte dieses Prozesses nachvollziehbar zu beschreiben und zu dokumentieren.

Vor dem Hintergrund der externen und internen Qualitätssicherung in der Pflege steigt der Anspruch an alle Pflegefachkräfte, die Pflegeleistungen nachvollziehbar auf Basis der neuesten wissenschaftlichen Erkenntnisse durchzuführen. Der Expertenstandard Pflege von Menschen mit chronischen Wunden legt hierzu die Basis. Doch wie kann er schnell und kompetent umgesetzt werden?

In diesem Buch bieten wir konkrete Vorschläge, Formulierungshilfen und eine kompetente pflegefachliche Unterstützung beim Themenkomplex Pflege von Menschen mit chronischen Wunden. Wir zeigen die Verbindung zwischen Expertenstandard, Transparenzkriterien und Qualitätsprüfungsrichtlinien.

Die vorgestellten Formulierungshilfen für die Pflegeplanung sind Beispiele und daher als Impulse zu sehen. Selbstverständlich muss jede Formulierung an die individuelle Situation des Pflegebedürftigen angepasst werden.

Konkret bietet Ihnen dieses Buch kompaktes Wissen, das sich schnell und kompetent umsetzen lässt:

- Einbeziehung des Expertenstandards Pflege von Menschen mit chronischen Wunden
- Impulse für die pflegerische Versorgung, die Förderung der Lebensqualität des Betroffenen, Wundheilung und Rezidivprophylaxe
- Übersicht über die Transparenzkriterien
- Vorschläge zu Formulierungen in der Pflegeplanung

Forchheim, im Oktober 2013 — Stefanie Hellmann, Rosa Rößlein

1 CHRONISCHE WUNDEN – HERAUSFORDERUNG FÜR DIE PFLEGE

Schätzungen gehen davon aus, dass in der Bundesrepublik rund vier Millionen Menschen an chronischen Wunden leiden.[1] Sicherlich war es nicht zuletzt diese hohe Zahl von Betroffenen, die einen Expertenstandard nötig machte. 2009 gab das Deutsche Netzwerk für Qualitätsentwicklung in der Pflege (DNQP) den Expertenstandard Pflege von Menschen mit chronischen Wunden heraus.

Definition »Chronische Wunde«

Wunden werden als chronisch bezeichnet, »wenn sich innerhalb von vier bis zwölf Wochen nach Wundentstehung – hier spielen Wundart und Kontextfaktoren eine bedeutende Rolle – unter fachgerechter Therapie keine Heilungstendenzen zeigen.«*

* DNQP 2009, S. 9

In diesem Expertenstandard ist ausdrücklich benannt, dass die Rezidivprophylaxe, also die Verhinderung der Neuentstehung und des Wiederauftretens einer chronischen Wunde, ein grundlegender Bestandteil der pflegefachlichen Tätigkeit ist. Dies schließt den Umgang mit der Grunderkrankung ein:

- Chronisch venöse Insuffizienz beim Ulcus cruris venosum
- Arteriosklerose der Gefäße der unteren Extremitäten beim Ulcus cruris arteriosum
- Anhaltend hohe Blutzuckerwerte über einen längeren Zeitraum mit Veränderungen an den kleinsten und großen Blutgefäßen
- Sensomotorische Polyneuropathie
- Arterielle Verschlusskrankheit beim diabetischen Fußsyndrom

[1] DNQP 2009, S. 9

Definition »Rezidivprophylaxe«

Die Rezidivprophylaxe von chronischen Wunden umfasst Maßnahmen, die die gesundheitsbezogenen Selbstmanagementkompetenzen der Betroffenen fördern und einbeziehen. Die Betroffenen sollen lernen, selbst aktiv alltagsorientierte Maßnahmen durchzuführen (vgl. Abb. 1).

Rezidivprophylaxe bei Dekubitus

- Systematische Risikoeinschätzung, sofortige Druckentlastung durch Lagerung, Bewegungsförderung, Förderung von Mikrobewegungen, haut- und gewebeschonende Bewegungs- und Lagerungstechniken, Einsatz druckverteilender Hilfsmittel, Anleitung, Beratung und Schulung, Kontinuität der Versorgung
- Erhaltung und Förderung der Gewebetoleranz durch angemessene Hautpflege und Ernährung

Rezidivprophylaxe beim Diabetischen Fußssyndrom (DFS)

- Sorgsame Schuhwahl und Trageverhalten, kontinuierliche Schuh- und Fußinspektion, Fußpflege, Vermeidung von Verletzungen, Ernährungsberatung

Rezidivprophylaxe bei Ulcus cruris venosum (U.c.v.)

- Lebenslanges Tragen von Kompressionsstrümpfen, Hautpflege, Beratung: z. B. keine Selbstbehandlung durch frei verkäufliche Venenmedikamente, Vermeidung von Verletzungen, Vorstellung beim Arzt – auch bei kleinsten Verletzungen, Bewegungstraining, konsequentes Hochlegen der Beine

Rezidivprophylaxe bei Ulcus cruris arteriosum (U.c.a.)

- Raucherentwöhnung, Gewichtsreduktion, cholesterinarme Ernährung, Blutdruckoptimierung, Bewegungstraining, konsequente Medikamenteneinnahme

Abb. 1: Rezidivprophylaxe von unterschiedlichen chronischen Wunden.[2]

Diese Rezidivprophylaxe lässt sich nur dann sicher durchführen, wenn die Pflegekräfte ihren Blickwinkel wechseln – Sie sollen die Perspektive des Betroffenen einnehmen und gemeinsam mit ihm Notwendiges und Mögliches planen, durchführen und auch evaluieren. All dies verbirgt sich auch

[2] Vgl. DNQP 2009

hinter dem Schlagwort von der Selbstpflegekompetenz (vgl. Abb. 2). Es macht deutlich, dass die Pflege von Menschen mit chronischen Wunden in höchstem Maße auf die Compliance, die zustimmende Mitarbeit des Betroffenen, angewiesen ist.

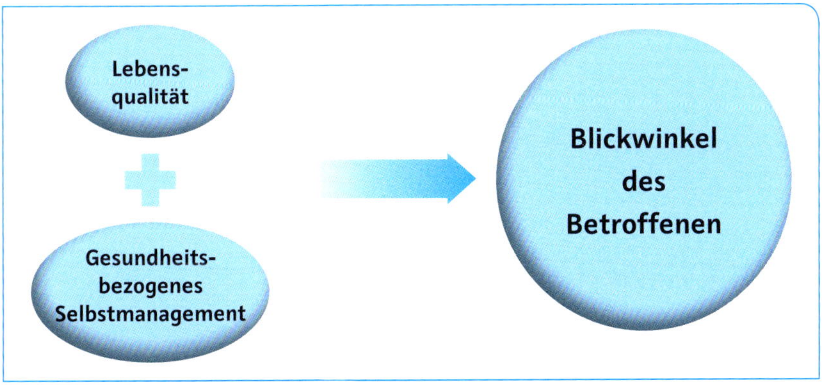

Abb. 2: Perspektiven der Selbstpflegekompetenz.

Dieser Perspektivwechsel lässt sich fachlich hervorragend begründen, denn chronische Wunden betreffen nicht nur einen Körperteil, sondern den ganzen Menschen, seine Lebensqualität, sein Umfeld, seine sozialen Beziehungen etc.

Chronische Wunden verursachen Schmerzen, schränken die Mobilität ein, können durch Wundexsudat und -geruch zu zunehmender Isolation führen und erfordern insofern ein umfangreiches Management, das im Idealfall nicht allein der Pflegekraft überlassen bleibt. Sie legt durch ihre fachliche Expertise aber den fachlichen Grundstein für alle Prozesse. Das ist Teil ihrer Fachkompetenz sowie der weiterer Experten.

Fazit

Die Basis aller Prozesse ist die sachgerechte Beurteilung und die fachgerechte Versorgung der chronischen Wunde, die regelmäßige Begleitung des Versorgungsprozesses inklusive der Dokumentation. Doch ebenso wichtig ist die aktive Beteiligung des Betroffenen und/oder seiner Angehörigen. Das große Ziel ist es, die Heilungschancen zu verbessern und die Entstehung neuer Wunden zu vermeiden.

1.1 Wundarten

Definition »Wunde«

Als Wunde bezeichnet man die Durchtrennung verschiedener Gewebeschichten als Folge äußerer oder innerer Ursachen. Neben den Hautschichten der Epidermis, Dermis oder Subkutis können tiefergelegene Bereiche wie Bänder, Sehnen oder Knochen betroffen sein.*

* Vgl. Schröder 2009

Tabelle 1: Wundarten

Chronische Wunden sind dadurch gekennzeichnet, dass sie nicht oder nur unvollständig ausheilen	• Dekubitus • Venöses Ulcus • Arterielles Ulcus • Lymphatisches Ulcus • Gemischtes Ulcus • Diabetisches Fußsyndrom • Ulzerierte Tumore
Mechanische Wunden entstehen durch äußere Gewalteinwirkung	• Schürfwunden • Schnittwunden • Riss-/Kratzwunden • Platz-/Quetschwunden • Schusswunden/Stichwunden • Ablederungen • Amputationen • Bisswunden • Pfählungswunden
Thermische Wunden entstehen durch Einwirkung extremer Temperaturen	• Erfrierungen • Verbrennungen • Stromverletzungen
Chemische Wunden entstehen durch Chemikalien	• Verätzungen durch Säure, Laugen, Gase
Strahlenbedingte Wunden entstehen durch Einwirkung von Strahlen	• Gewebeschäden durch hochenergetische Strahlung
Iatrogene Wunden entstehen durch operative oder diagnostische Eingriff	• Inzisionen • Punktionen • Laserbehandlungen • Spalthautentnahmen • Amputationen

Der Expertenstandard Pflege von Menschen mit chronischen Wunden bezieht sich vor allem auf drei Wundarten:

1. Dekubitus
2. Diabetisches Fußsyndrom
3. Ulcus cruris

Dies sind die drei häufigsten Wundarten, mit denen sich Pflegekräfte in ihrer täglichen Arbeit befassen.

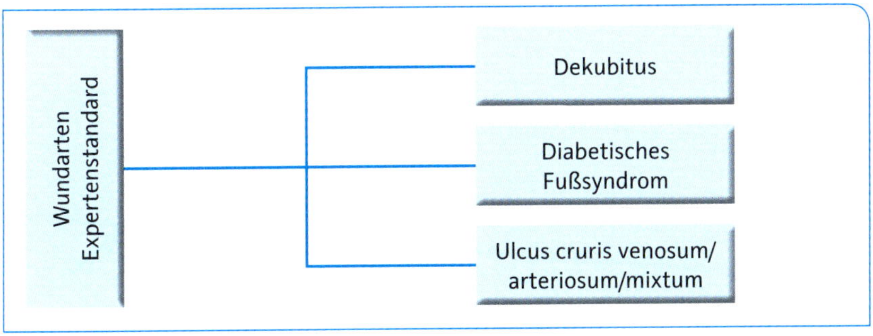

Abb. 3: Wundarten.

1.2 Ursachen von chronischen Wunden

Die Ursachen für die Entstehung einer chronischen Wunde sind je nach Art der Wunde sehr unterschiedlich. Das Wissen um die Entstehungsmechanismen einer chronischen Wunde ist wichtig, um die jeweils spezifischen Maßnahmen einleiten zu können. Im Folgenden stellen wir kurz und kompakt die Definitionen und Ursachen der im Expertenstandard zugrunde gelegten chronischen Wunden vor.

1.2.1 Dekubitus

Definition

»Ein Dekubitus ist eine lokal begrenzte Schädigung der Haut und/oder des darunterliegenden Gewebes, in der Regel über knöchernen Vorsprüngen, infolge von Druck oder von Druck in Kombination mit Scherkräften. Es gibt eine Reihe weiterer Faktoren, welche tatsächlich oder mutmaßlich mit Dekubitus assoziiert sind; deren Bedeutung ist aber noch zu klären.«*

* EPUAP & NPUAP 2009, S. 7

Ursachen

Zentrale Faktoren der Dekubitusentstehung sind Einschränkungen in der Mobilität und Aktivität, weil sie mit einer erhöhten und/oder verlängerten Einwirkung von Druck und/oder Scherkräften verbunden sind. Ferner wird ein Zusammenhang zwischen hoher Pflegebedürftigkeit bzw. reduziertem Allgemeinzustand und Dekubitusrisiko gesehen.[3]

1.2.2 Diabetisches Fußsyndrom

Definition

Das Diabetische Fußsyndrom (DFS) ist eine Komplikation des Diabetes mellitus. Das DFS ist ein vielseitiges Krankheitsbild. Verursacht wird das DFS oft durch arterielle Durchblutungsstörungen und/oder eine Neuropathie. Durch die bestehende periphere sensomotorische diabetische Polyneuropathie ist die Wahrnehmung für Schmerz, Berührung und Temperatur eingeschränkt bzw. nicht mehr vorhanden, sodass z. B. Verletzungen oder Infektionen nicht bemerkt oder zu spät entdeckt werden.*

* Vgl. Osterbrink 2009; Schröder 2009

Entstehung

Die Ursachen für das DFS sind multifaktoriell. Insbesondere die diabetische Polyneuropathie (PNP) und krankhafte Veränderungen der großen Blutge-

[3] Vgl. DNQP, 2010

fäße (Makroangiopathien) bei peripherer Verschlusskrankheit (pAVK) werden als Ursachen genannt.[4]

Wie oben erläutert führt die **sensorische Neuropathie** zu Wahrnehmungseinschränkungen, sodass Traumata nicht oder zu spät bemerkt werden. Die motorische Neuropathie führt zu einer Schwächung und Atrophie der kleinen Fußmuskeln und infolgedessen zu Beeinträchtigungen des Gangbildes und des Druckprofils der Fußsohle. Zu beobachten sind Hornhautschwielen oder Hühneraugen.

Die **autonome Neuropathie** führt zu einer trockenen schuppenden Haut, die an Geschmeidigkeit verliert und Druck- und Scherkräfte weniger gut kompensieren kann. Es kommt zu Rhagaden und Fissuren. Ferner kommt es zu einer eingeschränkten Gelenkbeweglichkeit sowie zu Fußdeformitäten wie z. B. Krallenzehen und Hallux valgus. Durch die unphysiologische Beanspruchung der Füße bildet sich Hornhaut. In Folge der vermehrten Druckbelastung können sich unter den Hornhauschwielen Blasen bilden, die zu Einblutungen und Geschwüren führen können. Als weitere Ursache für die Entstehung von Ulzerationen gilt die diabetische Makroangiopathie im Sinne einer pAVK. Aufgrund dieser unterschiedlichen Faktoren kommt es oft – ausgelöst durch inadäquates Schuhwerk – zu wiederholten Verletzungen und typischen Druckulzerationen.[5]

1.2.3 Ulcus cruris

Definition

»Als Ulcus (Geschwür) wird ein tiefer Gewebedefekt definiert, der mindestens in die Dermis (Unterhaut) reicht und im Gegensatz zu einer Erosion (Schürfwunde) immer mit einer Narbe abheilen wird. Cruris bezeichnet die Lokalisation am Unterschenkel, sodass mit dem Begriff Ulcus cruris das Auftreten eines Ulcus im Unterschenkelbereich und somit ausschließlich ein Symptom beschrieben wird.«*

* Dissemond 2009, S. 217

[4] Vgl. Osterbrink 2009; Möller et al. 2012
[5] Vgl. Möller et al. 2012

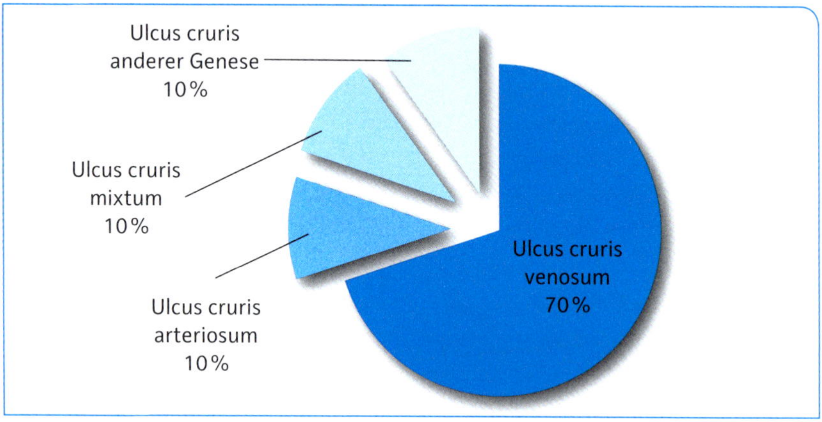

Abb. 4: Ursachen des Ulcus cruris.

Daher werden die verschiedenen Typen eines Ulcus cruris stets mit einem Zusatz versehen, der ihre Entstehung verdeutlich: venosum, arteriosum oder mixtum. Die meisten Patienten leiden unter einem Ulcus cruris venosum (vgl. Abb. 4).[6] Er geht zurück auf eine chronisch venöse Insuffizienz (CVI): »Die CVI ist die Summation der klinischen Veränderungen der Haut im Rahmen einer chronischen Venenerkrankung. Es kommt im Rahmen der CVI zu einer chronischen Störung des Blutrückflusses aus den peripheren zentralen Venen.«[7]

Ulcus cruris venosum

Definition

Das Ulcus cruris venosum ist die schwerste, durch eine chronisch venöse Insuffizienz hervorgerufene Stoffwechselstörung in der Cutis und Subcutis.

---

[6] Vgl. Dissemond 2009

[7] Ebd., S. 218

Entstehung

Wenn der Blutrückfluss zum Herzen gestört ist (Veneninsuffizienz), wird weniger Blut aus den vorgeschalteten Venenabschnitten abgeschöpft, sodass der Venendruck in den unteren Extremitäten zu gering ausfällt und es zu einer Hypertension kommt. Durch die Überbelastung der Venen entstehen Flüssigkeitseinlagerungen im Gewebe, die sogenannten Ödeme.

Der Hautstoffwechsel wird durch die verminderte Sauerstoff- und Nährstoffversorgung beeinträchtigt. Wenn dieser Zustand über einen längeren Zeitraum bestehen bleibt, wird das lymphatische Gefäßsystem geschädigt. Frühsymptom ist die Ödembildung im Knöchelbereich. Lokal kommt es zu perivaskulären Fibrosierungs-, Degenerations- und Entzündungsprozessen mit Hautveränderungen. Es entwickelt sich schließlich ein sichtbares Ulcus cruris venosum im Knöchelbereich, wobei aber auch andere Bereiche am Unterschenkel betroffen sein können. Ist der gesamte Unterschenkel davon betroffen, liegt ein Gamaschenulcus[8] vor.

Ulcus cruris arteriosum

Definition

»Das Ulcus cruris arteriosum ist ein arteriell bedingtes Unterschenkelgeschwür. Es kommt zu einem Substanzdefekt der Haut infolge einer chronisch arteriellen Verschlusskrankheit im Bereich der Unterschenkel.«*

* Dissemond 2009, S. 12

Entstehung

Überwiegende Ursache für die Entstehung eines Ulcus cruris arteriosum ist die Arteriosklerose der mittleren und großen Gefäße der unteren Extremitäten. Ablagerungen an den Blutgefäßen führen zu Verengungen bzw. zum kompletten Verschluss der betroffenen Arterien. Die Größe der Schädigung ist abhängig von der Minderdurchblutung und der Ausbildung von Umgehungskreisläufen. Oft liegt eine Kombination mit einer chronisch venösen Insuffizienz vor. Zu sehen sind arteriosklerotische Fußulzera, z. B. an den Zehenendgliedern und im Bereich der Fußwurzelknochen.[9]

---

8 Vgl. Lohmann & Rauscher o. J.

9 Vgl. ebd.

Ursachen

- Arterielle Verschlusskrankheit (AVK)
- Diabetische Mikroangiopathie
- Vaskulitiden (Gefäßentzündungen)
- Hypertonie
- Aneurysmen

Ulcus cruris mixtum

Definition

Unter dem Ulcus cruris mixtum wird eine Mischform des Ulcus cruris venosum und arteriosum verstanden.

Entstehung

Beim Ulcus cruris mixtum handelt es sich um eine Mischform des Ulcus cruris venosum und arteriosum, sodass die oben beschriebenen Veränderungen bzw. Schädigungen zugrunde zu legen sind.

1.3 Klassifikation von chronischen Wunden

Nachfolgend werden die gebräuchlichsten Klassifikationen von chronischen Wunden dargestellt.

1.3.1 Dekubitus

Tabelle 2: Die vier Kategorien eines Dekubitus[10]

Kategorie	Beschreibung
I	**Nicht wegdrückbare Rötung** bei intakter Haut, oft über Knochenvorsprüngen
II	**Teilverlust der Haut** Es besteht ein teilweiser Verlust (→ flache, offene Wunde) und hellrotes Wundbett ohne Beläge; es kann sich auch um eine geschlossene oder offene seröse Blase handeln
II	**Kompletter Verlust der Hautschichten bis zur Faszie** Zerstörung aller Hautschichten, subkutanes Fettgewebe ist evtl. sichtbar; Wunde weist Beläge auf; ggf. sind Untertunnelungen vorhanden
IV	**Vollständiger Gewebeverlust** Totaler Gewebeverlust mit freiliegenden Knochen, Sehnen oder Muskeln; an manchen Stellen befinden sich Beläge oder Schorf; Untertunnelung ist häufig

1.3.2 Diabetisches Fußsyndrom

Tabelle 3: Klassifikation des Diabetischen Fußsyndroms nach Wagner[11]

Grad	Symptome
0	Keine Läsion, ggf. Fußdeformation oder Zellulitis
1	Oberflächliche Ulzeration der Füße
2	Tiefes Ulcus bis zur Gelenkkapsel, zu Sehnen oder Knochen
3	Tiefes Ulcus mit Abszedierung, Osteomyelitis, Infektion der Gelenkkapsel
4	Begrenzte Nekrose im Vorfuß- oder Fersenbereich
5	Nekrose des gesamten Fußes

[10] Vgl. NPUAP & EPUAP 2009 zit. n. DNQP 2009

[11] Vgl. Morbach et al. 2011, S. 153

Tabelle 4: Klassifikation des Diabetischen Fußsyndroms nach Wagner-Armstrong[12]

Wagner-Grad ▶ Arm-strong Stadium ▼	0	1	2	3	4	5
A	Prä- oder postulzerativer Fuß	Oberflächliche Wunde	Wunde bis zur Ebene von Sehnen oder Kapsel	Wunde bis zur Ebene von Knochen und Gelenken	Nekrose von Fußteilen	Nekrose des gesamten Fußes
B	Mit Infektion	Mit Infektion	Mit Infektion	Mit Infektion	Mit Infektion	Mit Infektion
C	Mit Ischämie	Mit Ischämie	Mit Ischämie	Mit Ischämie	Mit Ischämie	Mit Ischämie
D	Mit Infektion und Ischämie	Mit Infektion und Ischämie	Mit Infektion und Ischämie	Mit Infektion und Ischämie	Mit Infektion und Ischämie	Mit Infektion und Ischämie

1.3.3 Ulcus cruris venosum

Tabelle 5: Klassifikation des Ulcus cruris venosum nach Widmer[13]

Grad	Beschreibung
1	Corona phlebectatica paraplantaris
2	Pigmentverschiebungen (Dermite ocre), Ekzem (stasis dermatitis)
3	Unterschenkelgeschwür oder Ulcusnarbe

[12] DNQP 2009, S. 216

[13] Ebd.

Tabelle 6: Klassifikation des Ulcus cruris venosum nach Widmer modifiziert nach Marshall[14]

Grad	Beschreibung
1	Corona phlebectatica paraplantaris, Phlebödem
2	Zusätzlich trophische Störung mit Ausnahme des Ulcus cruris (z. B. Dermatoliposklerose, Pigmentveränderungen, weiße Atrophie)
3	Ulcus cruris venosum Grad 3a: abgeheiltes Ulcus cruris venosum Grad 3b: florides Ulcus cruris venosum

Tabelle 7: CEAP-Klassifikation des Ulcus cruris venosum[15]

<table>
<tr><th colspan="2">Klinische Zeichen</th><th colspan="2">Ätiologische Klassifkation</th><th colspan="2">Anatomische Verteilung</th><th colspan="2">Pathophysiologische Konturen</th></tr>
<tr><td>C 0*)</td><td>Keine sicht- oder tastbaren Zeichen einer Venenerkrankung</td><td>Epd</td><td>Primär (mit unbekanntem Grund)</td><td>AS</td><td>Defekt im superfizialen Venensystem</td><td>PR</td><td>Reflux</td></tr>
<tr><td>C 1</td><td>Besenreiser/ retikuläre Varizen</td><td>Es</td><td>Sekundär (mit bekanntem Grund)</td><td>AD</td><td>Defekt im tiefen Venensystem</td><td>PO</td><td>Obliteration</td></tr>
<tr><td>C 2</td><td>Varikose der Stamm- oder Seitenäste</td><td>EK</td><td>Angeboren</td><td>AP</td><td>Defekt der Perforansvenen</td><td>PRO</td><td>Reflux und Obliteration</td></tr>
<tr><td>C 3</td><td>Ödem</td><td colspan="6" rowspan="2">*) Kann ergänzt werden durch Präfix:
»A« = Asymptomatische und
»S« = Symptomatische Präsentation</td></tr>
<tr><td>C 4</td><td>Zeichen der Stauungsdermatose, Hautveränderung</td></tr>
<tr><td>C 5</td><td>Abgeheiltes Ulcus</td><td colspan="6" rowspan="2">Beispiele:
1. Aktives Ulcus bei primärer Varikosis der VSM mit Klappeninsuffizienz ohne Obliteration tiefer Venen: C6, Ep, AS, PR
2. Tiefe Beinvenenthrombose mit Ausbildung eines Ulcus cruris: C6, Es, AD, PO</td></tr>
<tr><td>C 6</td><td>Florides Ulcus</td></tr>
</table>

---

14 Ebd.

15 Ebd.

1.3.4 Ulcus cruris arteriosum

Tabelle 8: Klassifikation der chronischen pAVK nach Fontaine[16]

Stadium	Beschreibung
I	Stenosen oder Verschlüsse ohne Beschwerden
IIa	Claudicatio intermittens mit einer freien Gehstrecke > 100 m
IIb	Claudicatio intermittens mit einer freien Gehstrecke < 100 m
III	Ruheschmerzen und Nachtschmerzen
IV	Ischämie IVa: mit trophischen Störungen, Nekrosen IVb: sekundäre Infektion der Nekrosen

[16] DNQP 2009, S. 217

2 DIE RICHTLINIEN UND DIE TRANSPARENZKRITERIEN DES MDK BEI DER PFLEGE VON MENSCHEN MIT CHRONISCHEN WUNDEN

Ambulante und stationäre Pflegeeinrichtungen werden regelmäßig durch den Medizinischen Dienst der Krankenversicherung (MDK) überprüft. Als Endergebnis dieser Prüfung wird die Qualität der Leistungen von Pflegeeinrichtungen mit sogenannten Schulnoten von sehr gut (1,0) bis mangelhaft (5,0) bewertet. Bekanntermaßen sind die Ergebnisse aus der Qualitätsprüfung zu veröffentlichen. Somit hat jeder interessierte Laie die Möglichkeit, einzelne Pflegeeinrichtungen hinsichtlich ihrer Pflegequalität zu vergleichen.

Ausgangspunkte für diese »Schulnoten« sind die Transparenzkriterien, die in den Qualitätsprüfungsrichtlinien (QPR) in unterschiedlichen Qualitätsbereichen zu finden sind.

In diesem Buch werden nicht nur die relevanten Transparenzkriterien, sondern auch die Mindestangaben und Informationsfragen einbezogen. Die Fragen zu chronischen Wunden in der QPR beziehen sich explizit auf die Behandlungspflege. Tabelle 9 zeigt die relevanten Fragen der QPR zum Themenkomplex Pflege von Menschen mit chronischen Wunden bzw. »Ärztlich verordnete pflegerische Leistung« – fasst also die stationäre und ambulante QPR sowie die Transparenzkriterien im Hinblick auf die Pflege von Menschen mit chronischen Wunden zusammen.

Tabelle 9: Bereich Pflege und medizinische Versorgung bzw. ärztlich verordnete pflegerische Leistung (Auszug aus der QPR stationär und ambulant)

T-Frage	Kapitel der QPR	Bereich der QPR	Pflege und medizinische Versorgung → stationär Ärzliche pflegerische Verordnung → ambulant
T 5 T 24	12.9 10.32	Behand-lungspflege	Sind Kompressionsstrümpfe/-verbände sachgerecht angelegt? Wird mit Kompressionsstrümpfen/-verbänden sachgerecht umgegangen? Kompressionsstrümpfe werden sachgerecht angelegt, wenn a. das Anlegen im Liegen bei entstauten Venen und abgeschwollenen Beinen erfolgt, b. der Kompressionsverband/-strumpf immer in Richtung des Körperrumpfes gewickelt/angezogen wird, c. der Kompressionsverband/-strumpf beim Anlegen faltenfrei ist.
	12.11 10.26	Behand-lungspflege	Erwartet wird eine Ist-Erhebung folgender chronischer Wunden: Diabetisches Fußsyndrom Ulcus cruris Dekubitus Bei der Klassifikation des Dekubitus wird auf die Kategorisierung nach EPUAP (European Pressure Ulcer Advisory Panel) verwiesen.
	12.11	**Beschreibung vorliegender Wunden (Wunde 1)**	

1 Hinterhaupt
2 Ohrmuschel
3 Schulterblatt
4 Schulter
5 Brustbein
6 Ellenbogen
7 Sacralbereich
8 großer Rollhügel
9 Gesäß
10 Knie außen
11 Kniescheibe
12 Knie innen
13 Knöchel außen
14 Ferse
15 Knöchel innen

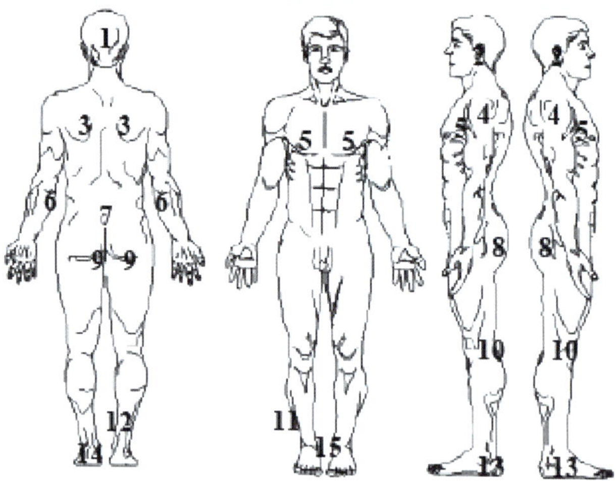

		Art	Dekubitus ☐	Ulcus Cruris ☐	Diabetisches Fußsyndrom ☐		sonstige chronische Wunde ☐
	a.	Größe/ Tiefe	_____ cm H x _____ cm B x _____ cm T				
	b.	Ort der Entstehung	Einrichtung ☐	extern ☐	nicht nachvollziehbar ☐		
	c.	Lokalisation	Bitte Nummer laut Legende eintragen: __________				
	d.	Stadium	I ☐	II ☐	III ☐	IV ☐	
	e.	Umgebung	weiß ☐	rosig ☐	gerötet ☐	feucht ☐	trocken ☐
	f.	Rand	rosig ☐	rot ☐	weich ☐	hart ☐	schmerzhaft ☐
	g.	Exsudat	kein ☐	wenig ☐	viel ☐	klar ☐	
	h.	Zustand	fest ☐	weich ☐	rosa ☐	rot ☐	gelb ☐
	i.	Nekrose	keine ☐	feucht ☐	trocken ☐	teilweise ☐	vollständig ☐
	j.	Geruch	kein ☐	übelriechend ☐			

T-Frage	Kapitel der QPR	Bereich der QPR	Pflege und medizinische Versorgung → stationär Ärzliche pflegerische Verordnung → ambulant
	12.12 10.27	Behandlungspflege	Verwendete Materialien zur Behandlung vorliegender Wunden (Verbandsmaterial, Medikamente)
T 8	12.13 10.28	Behandlungspflege	Sind Ort und Zeitpunkt der Entstehung der chronischen Wunde/des Dekubitus nachvollziehbar? Aus der Pflegedokumentation muss klar erkennbar sein, wann der Dekubitus oder die chronische Wunde entstanden ist und an welchem Ort sich der Bewohner zum Entstehungszeitpunkt aufgehalten hat.

T-Frage	Kapitel der QPR	Bereich der QPR	Pflege und medizinische Versorgung → stationär Ärzliche pflegerische Verordnung → ambulant
T 10 T 18	12.14 10.29	Behand-lungspflege	12.14 Basieren die Maßnahmen zur Behandlung der chronischen Wunden oder des Dekubitus auf dem aktuellen Stand des Wissens? Die Behandlung des Dekubitus/der chronischen Wunde entspricht dem aktuellen Stand des Wissens, wenn sie entsprechend den ärztlichen Anordnungen erfolgt, soweit erforderlich die Prinzipien der lokalen Druckentlastung, therapeutischen Lagerung bzw. der Kompression umgesetzt werden, die Versorgung der Wunde nach physiologischen und hygienischen Maßstäben erfolgt.
T 9	12.15 10.30	Behand-lungspflege	Erfolgt eine differenzierte Dokumentation bei chronischen Wunden oder Dekubitus (aktuell, Verlauf nachvollziehbar, Größe, Lage, Tiefe)? ☐ ja ☐ nein ☐ t.n.z. ☐ E. Für alle an der Versorgung beteiligten Berufsgruppen ist die Dokumentation nachvollziehbar zu führen. Durch die umfassende Dokumentation der Einschätzung der Wunde ist sicherzustellen, dass alle Mitglieder des multiprofessionellen Teams informiert sind und die relevanten Informationen für die Planung von individuellen Maßnahmen vorliegen. Im Einzelnen sind zu dokumentieren: • Lokalisation • Größe • Tiefe • Ggf. Taschenbildung • Wundsekretion • Wundrand • Wundumgebung
T 11	12.16 10.31	Behand-lungspflege	Werden die Nachweise zur Behandlung chronischer Wunden oder des Dekubitus (z. B. Wunddokumentation) ausgewertet und die Maßnahmen ggf. angepasst? Das Kriterium ist erfüllt, wenn der Heilungsprozess kontinuierlich evaluiert, die Ergebnisse beurteilt und Therapiemaßnahmen nach ärztlicher Anordnung ggf. angepasst werden.

3 DER EXPERTENSTANDARD IN DER PRAKTISCHEN PFLEGE

3.1 Anamnese, Assessment und Selbstmanagementkompetenzen

In der ersten Ebene des Expertenstandards Pflege von Menschen mit chronischen Wunden wird vorausgesetzt, dass die Pflegefachkraft über die notwendige fachliche und kommunikative Kompetenz verfügt, um Menschen mit einer chronischen Wunde zu identifizieren sowie deren Einschränkungen und Selbstmanagementfähigkeit einzuschätzen.

In stationären Einrichtungen muss der Einrichtungsträger sicherstellen, dass intra- und interprofessionelle Verfahrensregeln und eine pflegerische Fachexpertin zur Verfügung stehen. Folglich müssen Dokumentationsunterlagen (auch zum Assessment) bereitgestellt werden. Das Ergebnis der pflegerischen Anamnese ist differenziert darzustellen. Ein wundspezifisches Assessment ist zu erstellen.

In beiden Qualitätsprüfungsrichtlinien (ambulant und stationär) wird in den Kapiteln 12.11 (stationär) bzw. 10.16 (ambulant) der MDK-Prüfer mit der Mindestangabe/Infofrage »Beschreibung vorliegender Wunden« dazu aufgefordert, bestehende chronische Wunden des Patienten/Bewohners zu beschreiben. Diese Ist-Erhebung bezieht sich nur auf Wunden wie Dekubitus, Ulcus cruris und diabetisches Fußsyndrom.

Zur Erfüllung des Transparenzkriteriums Nr. 9, QPR stationär unter Kapitel 12.15 bzw. im ambulanten Bereich (kein Transparenzkriterium) unter Kapitel 10.30 (»Erfolgt eine differenzierte Dokumentation bei chronischen Wunden oder Dekubitus (aktuell, Verlauf nachvollziehbar, Größe, Lage, Tiefe)?«) wird von den Pflegeeinrichtungen ein Assessment erwartet, das folgende Fakten enthält:

- Lokalisation
- Größe
- Tiefe
- Ggf. Taschenbildung
- Wundsekretion
- Wundrand
- Wundumgebung.

Im Expertenstandard werden für ein wundspezifisches Assessment weitere Kriterien genannt:

- Medizinische Wunddiagnose
- Wunddauer
- Rezidivzahl
- Wundgrund/häufigste Gewebeart
- Wundgeruch
- Infektionszeichen
- Wund- bzw. wundnaher Schmerz

Des Weiteren muss in der Dokumentation nachvollziehbar sein, ob eine pflegerische Fachexpertin hinzugezogen wurde. Außerdem sind die individuellen wund- und therapiebedingten Einschränkungen der Lebensqualität sowie die Kenntnisse und Fähigkeiten des Patienten/Bewohners und seiner Angehörigen im Umgang mit der Wunde und den damit verbundenen Einschränkungen in der Dokumentation festzuhalten.

Tabelle 10: Modifizierte Einschätzungkritierien der wund- und therapiebedingten Einschränkungen sowie der Selbstmanagementkompetenzen von Patienten/Bewohnern und Angehörigen[17]

I	**Die Patienten/Angehörigen besitzen Wissen**	
	zur Ursache der Wunde	☐ Ja ☐ Nein
	zur Heilung der Wunde und Vorstellungen zur Wundheilungszeit	☐ Ja ☐ Nein
	zu Symptomen (z. B. Juckreiz, Geruch, Exsudat)	☐ Ja ☐ Nein
	zur Bedeutung spezieller Maßnahmen (z. B. Druckentlastung, Bewegung, Kompression)	☐ Ja ☐ Nein
II	**Wund- und therapiebedingte Einschränkungen**	
	Mobilitäts- und Aktivitätseinschränkungen	☐ Ja ☐ Nein
	Schmerzen	☐ Ja ☐ Nein
		Bemerkung
	Stärke (z. B. analog der visuellen Analogskala)	
	Schmerzqualität (z. B. brennend, stechend, krampfartig, klopfend)	
	Häufigkeit und Dauer	
	Situationen, die mit Schmerzen einhergehen (z. B. Verbandwechsel, Beine hochlagern, Bewegung)	
	Schmerzort (mit Körperskizze)	
	Erfahrungen mit Maßnahmen zur Verbesserung der Schmerzen	
	Abhängigkeit von personeller Hilfe	☐ Ja ☐ Nein
	Schlafstörungen	☐ Ja ☐ Nein
	Jucken und Schwellungen der Beine	☐ Ja ☐ Nein
	Probleme bei der Kleidungs- und Schuhauswahl	☐ Ja ☐ Nein
	Probleme bei der Aufrechterhaltung der persönlichen Hygiene	☐ Ja ☐ Nein
	Psychosoziale Aspekte (z. B. soziale Isolation, Machtlosigkeit, Energiemangel, Sorgen, Frustration, Mangel an Selbstwertgefühl, Hilflosigkeit, Hoffnungslosigkeit, Trauer, Depression, Gefühl des Kontrollverlustes)	**Bemerkung**

17 DNQP 2008, S. 20

III	**Vorhandene wundbezogene Hilfsmittel**	
	☐ Kompressionsstrümpfe ☐ Orthesen ☐ Druckreduzierende Matratzen ☐ Sonstiges	**Bemerkung**
IV	**Selbstmanagementkompetenz von Patient/Bewohner und Angehörigen im Kontext mit**	
	dem Umgang bei Einschränkungen (siehe oben II) vorhanden	☐ Ja ☐ Nein Bemerkung
	der Wunde und dem Verbandwechsel (z. B. Wundgeruch, Schmerzen beim Verbandwechsel) vorhanden	☐ Ja ☐ Nein Bemerkung
	dem Erhalt von Alltagsaktivitäten (z. B. Einkaufen, Hobbys, Spazierengehen) vorhanden	☐ Ja ☐ Nein Bemerkung
	Krankheitsspezifische Maßnahmen	**Bemerkung**
	Entstauende Maßnahmen wie ☐ Kompression (Anziehen, Pflegen, Umgang mit kompressionsbedingten Beschwerden) ☐ Aktivieren des Sprunggelenks und der Muskelpumpe ☐ Hochlegen der Wunde	
	Fußpflege und Fußinspektion	
	Präventive Maßnahmen bei Diabetischem Fußsyndrom: z. B. Fußpflege, Fußinspektion, Umgang mit Schuhen	
	Druckentlastung der Wunde durch ☐ Hilfsmittel (z. B. Orthesen, Matratzen, Kissen) ☐ Bewegungsförderung/Umlagerung	
	Hautschutz, Hautpflege	
	Ernährung, Gewichtsreduktion (z. B. Nahrungsbeschaffung, Ernährungsgewohnheiten)	
	Blutzuckereinstellung	
	Raucherentwöhnung	
Pflegefachliche Einschätzung der Gesamtsituation:		

Zur Erfüllung der Transparenzkriterien Nr. 8 QPR stationär Kapitel 12.13 bzw. im ambulanten Bereich (kein Transparenzkriterium) unter Kapitel 10.28 (»Sind Ort und Zeitpunkt der Entstehung der chronischen Wunde/des Dekubitus nachvollziehbar?«) müssen Enstehungort und -zeitpunkt der chronischen Wunde nachvollziehbar dokumentiert sein.

3.2 Alltagsorientierte Maßnahmenplanung – Rezidivprophylaxe

In der zweiten Ebene des Expertenstandards wird beschrieben, wie die Pflegefachkraft ihr aktuelles Wissen zur Behandlung von chronischen Wunden, wundbedingten Einschränkungen, zu krankheitsspezifischen Maßnahmen je nach Wundart, zur Grunderkrankung und zur Rezidiv- und Infektionsprophylaxe sowie zum Hautschutz fachgerecht einsetzt.

Einzubeziehen sind die an der Behandlung beteiligten Personen inklusive der Betroffenen und Angehörigen. Ziel ist die Erstellung eines individuellen alltagsorientierten Maßnahmenplans. Dazu sind die gesundheitsbezogenen Selbstmanagementkompetenzen des Patienten/Bewohners und seiner Angehörigen miteinzubeziehen.

Zur Erfüllung des Transparenzkriteriums Nr. 10, QPR stationär unter Kapitel 12.14 bzw. im ambulanten Bereich Transparenzkriterium Nr. 18 QPR ambulant unter Kapitel 10.29 (»Basieren die Maßnahmen zur Behandlung der chronischen Wunden oder des Dekubitus auf dem aktuellen Stand des Wissens?«) müssen die Pflegeeinrichtungen gewährleisten, dass die Behandlung dem aktuellen Stand entspricht. Dies gilt als erfüllt, wenn

- sie entsprechend der ärztlichen Anordnungen erfolgt,
- soweit erforderlich die Prinzipien der lokalen Druckentlastung, therapeutischen Lagerung bzw. der Kompression umgesetzt werden,
- die Versorgung der Wunde nach physiologischen und hygienischen Maßstäben erfolgt.

Die pflegerischen Interventionen sollten gemeinsam mit dem Patienten/Bewohner und ggfs. mit den Angehörigen geplant werden. Die Maßnahmen sollten in den pflegerischen Alltag des Patienten/Bewohners integriert werden. Hierbei handelt es sich um:

- Maßnahmen zum Umgang und zur Vermeidung von wund- und therapiebedingten Beeinträchtigungen
- Krankheits- und wundspezifische Maßnahmen zur Wundheilung
- Kompressionstherapie bei Ulcus cruris/venosum/mixtum
- Ernährung
- Wundversorgung
- Rezidivprophylaxe
- Hautschutz

Tabelle 11: Maßnahmen bei chronischen Wunden

Maßnahmen zum Umgang und zur Vermeidung von wund- und therapiebedingten Beeinträchtigungen	Zur optimalen Schmerzlinderung ist die Ursache zu behandeln. Aus der Anamnese ergeben sich nichtmedikamentöse Maßnahmen, wie z. B.: • Bewegungsförderung • Kompressionstherapie • Atraumatische Entfernung des Verbands Weitere Maßnahmen, wie z. B.: • Informationen über Interventionen • Präventive Schmerzmittelgabe vor schmerzhaften Behandlungen Mobilitätseinschränkungen sind ursächlich zu behandeln: • Schmerzbehandlung und Schmerzprävention • Angemessenes Schuhwerk • Maßnahmen zum Erhalt der Mobilität (z. B. Spezialschuhe, Orthesen) • Erhalt von sozialen Kontakten (z. B. Teilnahme an kulturellen Veranstaltungen, Einkaufsmöglichkeiten) Wundgeruch: • Infektionsbekämpfung • Ggf. Steigerung des Verbandwechsels • Einsatz von Aktivkohle • Wertschätzende Kommunikation **Die Expertengruppe empfiehlt trotz fehlender Evidenz die ursächliche Behandlung von Wundgeruch.** **Wichtig: Wundgeruch kann zur sozialen Isolation und Körperbildstörung führen!** Wundexsudat: • Infektionsbekämpfung • Einsatz von stark absorbierendem Verbandmaterial • Anpassung der Kleidung (z. B. weite Hosen, dunkle Strümpfe) • Kompressionstherapie • Patienten über Hintergründe des Exsudats aufklären Wundexsudat sollte ursächlich behandelt werden. **Wichtig:** Wundexsudat kann die Lebensqualität beeinträchtigen und zu Hautschäden führen!
Krankheitsspezifische und wundspezifische Maßnahmen zur Wundheilung	**Bei Patienten/Bewohnern mit Dekubitus:** Druckentlastung: • Keinen Druck auf die Wunde ausüben • Maßnahmen zur Druckentlastung (z. B. Wechseldruckmatratze) einsetzen • Lagerungsmittel sollen die Bewegung nicht einschränken und keine Schmerzen zusätzlich verursachen • Weitere Empfehlungen siehe Expertenstandard Dekubitusprophylaxe in der Pflege

Krankheits-spezifische und wundspezifische Maßnahmen zur Wundheilung *(Fortsetzung)*	Bewegungsförderung: • Individuelle Bewegungsintervalle • Reibungs- und scherkräftearme Mobilisationen und Transfers • Schmerzfreie Bewegungsförderung • Beachtung, dass der Betroffene durch die Lagerung nicht in seinem Blickfeld eingeschränkt wird **Bei Patienten/Bewohnern mit Diabetischem Fußsyndrom** Druckentlastung: • Absolute Druckentlastung des Fußes (z. B. therapeutisches Schuhwerk, Rollstuhl, Orthesen) • Information und Schulung (z. B. bezüglich des Tragens von schweren Lasten, Vermeidung von Stürzen) • Das Schuhpaar soll ein gleiches Sohlenniveau haben Bewegungsförderung: • Gemäß Fachliteraturlage möglichst nicht bzw. wenig gehen • Bei abgeheiltem Fußulcus evtl. Gehtraining mit reduzierter Intensität • Gangschulung zur Vermeidung von Stürzen (wegen Unsicherheit Gang/Stand bei Sensibilitätsverlust) • Angepasste Umgebungsgestaltung, damit Hilfsmittel verwendet werden können (z. B. Rollator) • Unterstützung im Bereich der Hauswirtschaft **Bei Patienten/Bewohnern mit Ulcus cruris venosum und Ulcus cruris mixtum** Bewegungsförderung: • Kontrolliertes Gehtraining (Kompressionstherapie zur Vermeidung der Sprunggelenksversteifung und zur Aktivierung der Wadenmuskelpumpe) • Beispiele für Übungen, wie das Auf- und Abbewegen der Füße, das Rotieren des Fußgelenks, das Gehen längerer Strecken • Kommt keine Kompressionstherapie zur Anwendung z. B. Hochlegen der Beine 10–30° über dem Herzen • Besonderheit bei Ulcus cruris arteriosum: Bewegung nach Grad der Beschwerden! Kompressionstherapie bei Ulcus cruris venosum und Ulcus cruris mixtum: • Die Qualität der Kompression und die Gewährleistung eines dauerhaften Tragens durch die Patienten/Bewohner haben eine zentrale Bedeutung bei der Behandlung des Ulcus cruris venosum und mixtum • Nur geschultes Fachpersonal sollte Kompressionsverbände anlegen • Kompressionsbinden, Strumpfsysteme sollten zur Wundheilung kontinuierlich getragen werden • Besonderheit bei Ulcus cruris arteriosum: Die Kompressionstherapie ist kontraindiziert!

Ernährung	• Eine adäquate Ernährungssituation anstreben (nach DGE-Leitlinie) • Zur Vermeidung von Mangelernährung ist individuell bei der Nahrungs- und Flüssigkeitsaufnahme unter Beachtung körperlicher/sozialer Einflussfaktoren zu unterstützen • Ernährungsberatung hinzuziehen • Einstellung des BZ im Fall von bei Diabetes bei Patienten/Bewohner beachten • Zinkgabe bei diagnostiziertem Zinkmangel
Wundversorgung	• Stand der Wissenschaft ist die Durchführung einer phasengerechten, feuchten Wundversorgung, dabei zeigen sich keine Vorteile bestimmter Materialien • Die Auswahl der Wundauflage ist abhängig vom Wundheilungsstadium, der Wundlokalisation, der Exsudatmenge, den Infektionszeichen, der Hautsituation, den Schmerzen und von Kosten und Effektivitätskriterien • Das Material sollte für den Patienten/Bewohner akzeptabel und bequem sein und möglichst keine negativen Auswirkungen auf den Alltag haben • Das Wundmaterial sollte einfach handhabbar sein und nicht mit dem Wundgrund verkleben • Die Verbandwechselfrequenz richtet sich nach der Wundsituation und den Angaben des Herstellers. **Wichtig:** Wenn die ärztlich angeordneten Maßnahmen zur Wundversorgung nicht dem aktuellen Stand des Wissens entsprechen, sind die Pflegekräfte verpflichtet, diese abzulehnen (Remonstrationspflicht), z. B. bei Verwendung von unsterilen Materialien oder bei mehrmaligem Gebrauch von Einmalmaterial!
Rezidivprophylaxe	**Dekubitus** • Druckentlastung durch Lagerung • Bewegungsförderung • Förderung von Mikrobewegungen • Druckreduzierender Hilfsmitteleinsatz • Förderung und Erhaltung der Gewebetoleranz durch angemessene Hautpflege • Bedarfsgerechte Ernährung **Diabetisches Fußsyndrom** • Schuhwahlverhalten und Schuhtrageverhalten beachten • Lebenslange Schuhinspektion und Fußinspektion, Fußpflege • Verletzungsvermeidung • Ernährungsberatung **Ulcus cruris venosum** • Lebenslanges Tragen von Kompressionen • Hautpflege • Verletzungsvermeidung • Keine Selbstbehandlung durch freiverkäufliche Venenmedikamente • Bei Verletzungen – auch kleinen – sofortige Arztkonsultation • Bewegungstraining und Gehübungen • Hochlagern der Beine

Rezidiv-prophylaxe *(Fortsetzung)*	**Ulcus cruris arteriosum** • Raucherentwöhnung • Gewichtsreduktion • Cholesterinarme Ernährung • Blutdruckoptimierung • Bewegungstraining • Konsequente Medikamenteneinnahme
Hautschutz	• Keine unnötigen Waschungen • Vermeidung von allergisch wirkenden Substanzen • Vermeidung unnötiger Verbandwechsel • Durchführung atraumatischer Verbandwechsel • Einsatz von Verbandmaterialien mit ausreichender Absorption **Wichtig:** Es liegt keine sichere Evidenz für bestimmte Hautschutzprodukte und Pflegeprodukte vor*

* DNQP 2008, S. 27ff.

Zur Erfüllung des Transparenzkriteriums Nr. 5 QPR stationär Kapitel 12.9 (»Sind Kompressionsstrümpfe/-verbände sachgerecht angelegt?«) und im ambulanten Bereich Transparenzkriterium Nr. 24 QPR Kapitel 10.32 (»Wird mit Kompressionsstrümpfen/-verbänden sachgerecht umgegangen?«) müssen die Pflegeeinrichtungen gewährleisten, dass Kompressionsstrümpfe sachgerecht angelegt werden. Das ist erfüllt wenn:

- das Anlegen im Liegen bei entstauten Venen und abgeschwollenen Beinen erfolgt,
- der Kompressionsverband/-strumpf immer in Richtung des Körperrumpfes gewickelt/angezogen wird,
- der Kompressionsverband/-strumpf beim Anlegen faltenfrei ist.

3.3 Koordination und Umsetzung des Versorgungsprozess

In der dritten Ebene des Expertenstandards wird die Steuerungs- und Umsetzungskompetenz der Pflegefachkraft im Versorgungsprozess beschrieben. Hierbei hat die Pflegeeinrichtung eine angemessene Personalplanung sicherzustellen. Des Weiteren sollen alle notwendigen verordneten Hilfs- und Verbandsmittel zur adäquaten Versorgung der chronischen Wunde zur Verfügung stehen. Ebenso wird auf die Wichtigkeit der hygienischen, fachgerechten und kontinuierlichen Wundversorgung verwiesen. Der

Patient/Bewohner und seine Angehörigen sollen bei der Wundversorgung einbezogen werden.[18]

Zur Erfüllung des Transparenzkriteriums Nr. 10 QPR stationär Kapitel 12.14 (»Basieren die Maßnahmen zur Behandlung der chronischen Wunden oder des Dekubitus auf dem aktuellen Stand des Wissens?«) und im ambulanten Bereich Transparenzkriterium Nr. 18 QPR Kapitel 10.29 ist es erforderlich, dass die Versorgung der chronischen Wunde sach- und fachgerecht durchgeführt wird. Dazu zählen:

- Händedesinfektion
- Non-Touch-Technik
- Einsatz von sterilen Instrumenten (z. B. Pinzetten, Scheren) und Materialien (z. B. Wundauflagen, Spülflüssigkeiten)
- Korrekter Umgang mit Einmalprodukten[19]

Für den Verbandwechsel gelten die Vorgaben des RKI:

- Händedesinfektion vor dem Verbandwechsel
- Tragen von keimarmen Einmalhandschuhen beim Entfernen des durchfeuchteten Verbandes
- Entfernen von festhaftenden Wundauflagen mit steriler Pinzette
- Entsorgen der Einmalhandschuhe im Anschluss an den Verbandwechsel
- Erneute Händedesinfektion
- Non-Touch-Technik bei der Wundbehandlung mit sterilen Instrumenten und sterilen Handschuhen
- Spülung der Wunde nur mit sterilen Lösungen (dabei deren Haltbarkeit beachten!)
- Sichere und sofortige Entsorgung der Instrumente unter Verhinderung einer Kontamination der Umgebung
- Sterile Spülflüssigkeiten
- Entsorgung angebrochener Sterilverpackungen nach dem Verbandwechsel[20]

---

18 Vgl. DNQP 2009
19 Ebd.
20 Ebd.

Die in der Ausfüllanleitung der QPR zur Frage 12.14 stationär und 10.29 ambulant beschriebenen Prozesse der pflegerischen Versorgung eines Dekubitus/einer chronischen Wunde entsprechen dem aktuellen Stand des Wissens, wenn

- sie entsprechend der ärztlichen Anordnungen erfolgen,
- soweit erforderlich die Prinzipien der lokalen Druckentlastung, therapeutischen Lagerung
- bzw. der Kompression umsetzen.

Hinweis

Die Fragen in der QPR und die Transparenzkriterien bilden den Expertenstandard Pflege von Menschen mit chronischen Wunden nicht umfassend ab. Selbstverständlich zählen zu den komplexen Aufgaben der Pflegefachkraft auch

- die Koordination der Information aller Beteiligten und Berufsgruppen (im Sinne einer einheitlichen Versorgung),
- die Wundversorgung,
- die kontinuierliche Umsetzung der Maßnahme hinsichtlich wund- und therapiebedingter Einschränkungen,
- die Einbeziehung des Patienten/Bewohners und seiner Angehörigen sowie
- die fortlaufende Dokumentation.

3.4 Beratung, Schulung und Anleitung

Die vierte Ebene des Expertenstandards setzt sich mit dem Themenkomplex Beratung, Schulung und Anleitung zum Selbstmanagement des Patienten/Bewohners und seiner Angehörigen auseinander. Konkret geht es hierbei insbesondere um den Bereich der Patientenedukation. In der QPR gibt es zu dieser Ebene allerdings keine entsprechenden Fragen, obwohl dies ein wichtiger Aspekt im Rahmen des Selbstmanagement des Patienten/Bewohners und seiner Angehörigen ist. Wir holen dies hier entsprechend ausführlich nach.

Im Expertenstandard wird zwischen allgemeinen und krankheitsspezifischen Schulungs- und Beratungsinhalten unterschieden. Grundsätzlich sollte die Pflegefachkraft im Rahmen der Patientenedukation darauf achten, dass:

- sie die Patienten/Bewohner nicht überfordert,
- die kognitiven, emotionalen und manuellen Möglichkeiten des Patienten/Bewohner berücksichtigt,
- ein Mitgestalten des Pflege- und Behandlungsprozesses sichergestellt ist.

Allgemeine Schulungs- und Beratungsinhalte

- Wundursache und zeitliche Erwartungen hinsichtlich der Wundheilung
- Vermeidung thermischer, chemischer und mechanischer Traumata
- Bedeutung von Schmerz und Exsudat
- Fach- und sachgerechte Durchführung erforderlicher Interventionen zur Wundheilung, z. B. die Verwendung von sterilen Verbandstoffen
- Bedarfsgerechte Ernährung
- Gute Hautpflege
- Umgang mit Beeinträchtigungen wie Schmerzen oder geschwollenen Beinen

3.4.1 Krankheitsspezifische Schulungs- und Beratungsinhalte

Diabetisches Fußsyndrom

- Fuß- und Schuhkontrolle zur Verhinderung und Erkennung von Verletzungen
- Sachgerechtes Tragen von druckentlastendem orthopädischem Schuhwerk
- Diabeteseinstellung
- Fuß- und Hautpflege
- Gehschulung zur Vermeidung von Stürzen
- Unterstützung bei der Raucherentwöhnung

Dekubitus

- Bewegungsförderung
- Adäquater Umgang mit druckreduzierenden Hilfsmitteln

Ulcus cruris venosum/mixtum

- Bewegungsförderung – Mobilisierung des Sprunggelenks
- Ziel und Zweck der Kompressionstherapie in Kombination mit Möglichkeiten des Bewegungstrainings
- Umgang mit Einschränkungen, die durch die Kompressionstherapie bedingt sind, und deren Kompensationsmöglichkeiten

Ulcus cruris arteriosum

- Lagerung der Beine
- Druckreduktion
- Unterstützung bei der Rauchentwöhnung

Die Information über/oder die Vermittlung von Selbsthilfegruppen (z. B. Diabetes) und speziellen Sportgruppen (z. B. Venengymnastik) kann Patienten/Bewohner und ihre Angehörige in ihren Selbstmanagementfähigkeiten unterstützen.

Hinweis

Die Inhalte der Beratung und Schulung sollten dokumentiert werden. Dazu zählen auch die Schulungs- und Beratungsergebnisse sowie Veränderungen der gesundheitsbezogenen Selbstmanagementkompetenz der Betroffenen.

Es gibt für Betroffene mit chronischen Wunden je nach Wundursache (z. B. Dekubitus, diabetisches Fußsyndrom, Ulcus cruris) spezielle Patientenbroschüren, die in verständlicher Art und Weise über das Risiko, die Entstehungs- und Vermeidungsmöglichkeiten von chronischen Wunden informieren. Die darin enthaltenen praktischen Tipps sollen den Betroffenen und dessen pflegende Angehörigen Unterstützung und Sicherheit in der Pflege vermitteln und ihre Selbstmanagementkompetenz stärken.

3.5 Evaluation

In der fünften Ebene des Expertenstandards wird darauf hingewiesen, dass die Pflegefachkraft die Kompetenz besitzen muss, um den Heilungsverlauf und die Wirksamkeit der angewandten Maßnahmen zur Behandlung der chronischen Wunden inklusive der Patientenedukation zu beurteilen und zu dokumentieren.

Zur Erfüllung des Transparenzkriteriums Nr. 11 QPR stationär Kapitel 12.15 (»Werden die Nachweise zur Behandlung chronischer Wunden oder des Dekubitus (z. B. Wunddokumentation) ausgewertet und die Maßnahmen ggf. angepasst?«) bzw. im ambulanten Bereich unter Kapitel 10.31 ausgewertet und die Maßnahmen ggf. angepasst?«) ist es erforderlich, dass eine kontinuierliche Evaluierung des Heilungsprozesses mit ständiger Ergebnisbeurteilung und Anpassung der Therapiemaßnahmen erfolgt.

Es empfiehlt sich folgender Wundbeurteilungsrhythmus:

- Vollständiges Wundassessment: ein- bis zweiwöchentlich und nach wundbezogenen Interventionen wie z. B. Débridement und bei Verschlechterung
- Abstände individuell festlegen
- Dokumentation des Wundzustands, der Wundumgebung und des Heilungsverlaufs bei jedem Verbandwechsel

Hinweis

Zur Einschätzung der Wundsituation sollte die Pflegefachkraft eine pflegerische Fachexpertin hinzuziehen. Grundsätzlich hat die Wunddokumentation einheitlich und kontinuierlich zu erfolgen. Der Behandlungsplan für die chronische Wunde ist für alle an der Versorgung beteiligten Personen verbindlich und zugänglich.

Die Wirksamkeit der gesamten Maßnahmen (z. B. spezifische Wundversorgung, Maßnahmen zur Reduktion wund- und therapiebedingter Einschränkungen, Maßnahmen zur Verbesserung der Lebensqualität) soll spätestens alle vier Wochen überprüft werden.*

* Vgl. DNQP 2009

Einige Aspekte können zur Anpassung bzw. Änderung des Therapieplans führen:

- Verschlechterung der Wundsituation
- Verschlechterung der Situation des Patienten/Bewohners

- Mangelnde Unterstützung der Maßnahmen durch den Patienten/Bewohner
- Erreichen von Behandlungszielen, sodass veränderte Behandlungsschritte eingeleitet werden können

Abbildung 5 zeigt Beispiele für Anzeichen von Verbesserungen in der Wundsituation, Lebensqualität und Selbstmanagement.

Anzeichen für eine Verbesserung der Wundsituation	• Verringerung der Wundgröße • Reduzierung des Wundexsudats • Verminderung des Wundgeruchs
Anzeichen für eine Verbesserung der Lebensqualität	• Teilnahme an Aktivitäten des täglichen Lebens • Verbesserung der Mobilität • Schmerzreduktion
Anzeichen für eine Verbesserung des gesundheitsbezogenen Selbstmanagements	• Gewachsene Kompetenz im Umgang mit der Erkrankung • Weitergabe und Dokumentation von Schmerzwahrnehmungen • Adäquate Durchführung des Verbandwechsels • Akzeptanz und Toleranz gegenüber der Kompressionstherapie • Adäquate Schuh- und Kleiderauswahl • Adäquate Fuß- und Hautpflege

Abb. 5: Anzeichen für Verbesserungen.

Auch sollte überprüft werden, ob
- die Koordination der beteiligten Berufsgruppen gelingt und ein gegenseitiger Informationsaustausch stattfindet;
- die Betroffenen durch Terminzwänge mit betreuenden Berufsgruppen nicht zusätzlich in ihrer Lebensgestaltung eingeschränkt werden;
- die eingeleiteten Maßnahmen zu einer Verbesserung der Lebenssituation des Patienten/Bewohners geführt haben.[21]

---

21 Vgl. ebd.

4 PFLEGEPLANUNG KONKRET

4.1 Dokumentieren mit dem PESR-Format

Innerhalb der Pflegeplanung dokumentieren Sie Probleme, Ressourcen, Ziele und Maßnahmen für Ihre Patienten/Bewohner. Der MDS[22] empfiehlt hier das PESR-Format, um strukturiert zu einer Entscheidung zu kommen.[23] Das PESR-Format (Tabelle 12) setzt den Akzent auf die Ressourcen des Pflegebedürftigen und seine soziale Umgebung.

Tabelle 12: Das PESR-Format

»P«	steht für »Problem«	Was hat der Pflegebedürftige?
»E«	für »Einflussfaktoren/Ursachen« (Etiology)	Warum hat er es?
»S«	für »Symptome«	Wie zeigt sich das Problem?
»R«	für »Ressourcen«	Welche Fähigkeiten, Potenziale hat der Pflegebedürftige, mit denen er sein Problem lösen kann?

4.2 Formulierungshilfen für das PESR-Format

Die Situation

Herr A., 67 Jahre, hat eine arterielle chronische Verschlusskrankheit im rechten Bein. In der Vergangenheit hatte er sehr hohes Übergewicht von 149 kg. Seitdem aber hat Herr A. fast 20 kg abgenommen. Dennoch hat er weiterhin Bluthochdruck und nimmt seine Blutdrucktabletten nicht regelmäßig ein. Herr A. geht nur unregelmäßig zum Arzt. Er läuft nur sehr wenig, da er nach kurzer Zeit im rechten Bein Schmerzen hat, sodass er stehen bleiben muss. Nach dem Frühstück versucht er aber, eine Runde ums Haus zu gehen. Er bemerkt auch, dass seine Gehstrecke immer kürzer wird. Sein rechter Unterschenkel fühlt sich kühl an, die Haut ist blass und mar-

[22] Medizinischer Dienst des Spitzenverbandes Bund der Krankenkassen e. V.
[23] Vgl. Hellmann & Rößlein 2013

moriert. Am Vormittag sitzt Herr A. gern im Sessel, schaut Fernsehen und raucht. Herr A. ist starker Raucher und raucht bis zu 2 Schachteln am Tag. Alle Versuche, sich das Rauchen abzugewöhnen, sind fehlgeschlagen. Nach dem Mittagessen legt sich Herr A. bis 14:30 Uhr auf das Sofa zum Mittagschlaf. Am Nachmittag geht er auf den Friedhof zum Grab seiner Frau. Ist er wieder zu Hause, setzt er sich wieder in den Sessel. Meist telefoniert er am Nachmittag mit seinen Kindern und Bekannten oder bekommt Besuch. Bis zum Schlafengehen verbringt er die meiste Zeit im Haus.

Im PESR-Format notieren Sie nun Folgendes:

P	Problem	Herr A. hat eine periphere arterielle Verschlusskrankheit im rechten Bein
E	Einflussfaktoren/Ursachen (Etiology)	Eingeschränkte Bewegungsfähigkeit, starkes Übergewicht, Bluthochdruck, Schmerzen, Rauchen
S	Symptome	• Kann nur kurze Strecken gehen • Schmerzen beim Gehen • Rechter Unterschenkel ist kühl • Die Haut ist blass und marmoriert
R	Ressourcen	• Kann sich frei bewegen • Ist geistig fit und kann sich mitteilen • Kennt seinen Gesundheits-/Krankheitszustand • Nimmt kontinuierlich ab

Nun erweitert sich das PESR-Format um zwei weitere Faktoren (Betroffene Lebensaktivitäten und Qualität/Quantität bei Problemen), sodass Sie jetzt sechs Faktoren in Blick nehmen:

	Betroffene Lebensaktivität Aussage über Zustände, die Pflege erfordern	Sich bewegen • Eingeschränkte Lebensqualität • Eingeschränkte Selbstmanagementkompetenz
P	Problem Was zeigt sich?	Chronisch venöse Verschlusskrankheit im rechten Bein
	Qualität/Quantität Wie viel zeigt sich? Wie zeigt sich das Problem?	• Verringerung der Gehstrecke • Schmerzen beim Gehen • Bewegungsmangel
E	Ursachen/Zusammenhänge/Einfluss/Risikofaktoren	Arterielle Verschlusskrankheit und Risikofaktoren wie falsche Lebensgewohnheiten (z. B. Rauchen), Hypertonie, Übergewicht

S	Ausdruck (Symptome, Äußerungen, Beobachtungen)	• Verringerte Gehstrecke mit Stehenbleiben (Schaufensterkrankheit) • Schmerzen beim Gehen • Haut- und Temperaturveränderung am rechten Unterschenkel
R	Ressourcen, Fähigkeiten	• Selbstständige Fortbewegung • Weiß über seiner Krankheit Bescheid und versucht eine Verschlimmerung zu vermeiden • Er versucht weiterhin durch Ernährungsumstellung abzunehmen

Bedenken Sie: »Eine Problembeschreibung ist eine Aussage über »Zustände«, die Pflege erfordern. Die Problembeschreibung sollte nach Möglichkeit gemeinsam mit dem Pflegebedürftigen oder seinen Bezugspersonen (mit Zustimmung des Pflegebedürftigen) vorgenommen werden.«[24] Mit dem PESR-Format gelingt es Ihnen, die Situation von Herrn A. umfassend, aber kompakt zu beschreiben.

24 MDS e.V. 2005, S. 19

5 FORMULIERUNGSHILFEN

Sie wissen natürlich, dass Sie in der Pflegeplanung alle wichtigen Informationen eintragen müssen, doch oft fehlt Ihnen einfach die Zeit, um schnell und eindeutig zu formulieren. Die folgenden Formulierungshilfen sollen Ihnen daher als Impulse für eigene, individuell an den Bewohner/Patienten angepasste Formulierungen dienen. Machen Sie sich zunächst bewusst, welche Personen besonders gefährdet sind, wenn es um chronische Wunden geht.

Gefährdeter Personenkreis für chronische Wunden

Menschen mit Dekubitus

Risikofaktoren z. B.:

- Einschränkungen in der Mobilität und Aktivität, und das geht einher mit einer erhöhten und/oder verlängerten Einwirkung von Druck und/oder Scherkräften auf die Haut.

Menschen mit diabetischem Fußsyndrom

Risikofaktoren z. B.:

- Dauerhaft schlecht eingestellter Diabetes mellitus
- Störung der sensorischen/motorischen und/oder autonomen Nervenfasern (Neuropathie)
- Arterielle Verschlusskrankheit
- Fettleibigkeit
- Suchtkrankheiten (Rauchen, Alkohol)
- Veränderungen der Fußform
- Hornhautschwielen aufgrund von mangelnder oder falscher Fußpflege

Menschen mit Ulcus cruris venosum

Risikofaktoren z. B.:

- Alter
- Übergewicht
- Schwangerschaft
- Berufliche/familiäre Belastungen
- Immobilität
- Tiefe Beinvenen Thrombose

Menschen mit Ulcus cruris arteriosum

Ursachen z. B.:
- Arterielle Verschlusskrankheit
- Vaskulitiden
- Hypertonie
- Aneurysma

Risikofaktoren z. B.:
- Hypertonie
- Diabetes mellitus
- Fettstoffwechselstörungen
- Falsche Lebensgewohnheiten

Menschen mit Ulcus cruris mixtum
- Risikofaktoren wie bei Ulcus cruris venosum und arteriosum

Jede Pflegeplanung teilt sich in die Bereiche Probleme, Ressourcen, Ziele und Maßnahmen und genauso gehen wir im Folgenden vor, um Ihnen beispielhafte Formulierungen zu geben.

5.1 Formulierungshilfen bei Dekubitus

5.1.1 Formulierungshilfen bei Problemen

- Frau C. hat eine PEG-Sonde. Da sie sich selbst etwas umdrehen kann, merkt sie nicht, wenn sie auf dem Sondenschlauch liegt. Dieser übt Druck auf die Haut aus.
- Herr S. trägt am rechten Bein eine Beinorthese. Es kommt bei unsachgemäßem Anlegen der Beinorthese zu Druckstellen im Bereich des Innenknöchels.
- Fr. V. möchte ihre Zahnprothesen über Nacht im Mund behalten. Es kommt vor, dass ihr die obere Prothese aus dem Mund fällt, sodass sie dann mit dem Rücken darauf liegt.
- Bei Herrn C. stehen keine Hilfsmittel zur Lagerung im Bett zur Verfügung.

- Frau X. hat immer wieder Rötungen im Fersenbereich. Sie besteht darauf, zum Schutz ihrer Fersen Fellschuhe zu tragen, obwohl dadurch keine Druckentlastung erfolgt.
- Bei Frau Z. liegt eine hochgradige Bewegungseinschränkung mit schlaffer Hemiparese links vor. Der eigenständige Lagewechsel im Bett ist ihr nicht möglich. Transfers sind vollständig zu übernehmen. Rumpfstabilität ist im Sitzen nicht vorhanden. Dadurch ist sie dekubitusgefährdet, insbesondere im Bereich …
- Fr. C. hat eine Hemiparese links, ist adipös und führt deshalb wenige Eigenbewegungen im Sitzen und Liegen aus. Besonders gefährdete Körperstellen sind …
- Herr J. ist stark übergewichtig. Dadurch kann er sich im Bett nicht selber zur Seite drehen. Insbesondere im Gesäßbereich und an den Fersen entstehen Hautrötungen.
- Frau K. ist an Demenz erkrankt und hat einen BMI von 17. Sie ist unruhig und läuft viel. Wenn sie am Tisch sitzt, tritt sie immer mit den Fersen auf den Boden. Dadurch sind die Fersen immer wieder gerötet.

5.1.2 Formulierungshilfen bei den Ressourcen

- Herr D. kann im Rollstuhl sitzend Mikrobewegungen selbst durchführen.
- Herr A. hat kein gestörtes Druck- und Schmerzempfinden. Er meldet sich, wenn zusätzlich zu dem geplanten Positionswechsel ein weiterer durchgeführt werden soll.
- Herr C. akzeptiert den Einsatz des Hilfsmittels zur Dekubitusprophylaxe, z. B. das Antidekubitussitzkissen für den Rollstuhl, das Lagerungskissen im Bett …
- Frau I. kann sich selbst von der Seitenlage auf den Rücken drehen.
- Frau P. ist mit dem Rollator mobil. Sie hat keine Einschränkungen im Bereich der oberen Extremitäten. Sie benötigt Hilfestellung beim Aufstehen aus der Liege- und Sitzposition. Im Bett dreht sie sich selber um.
- Die Angehörigen von Herrn U. kennen Dekubitusrisikofaktoren und erste Anzeichen für einen Dekubitus und wenden Maßnahmen zur Prophylaxe adäquat an.

5.1.3 Formulierungshilfen für Ziele

- Dekubitus ist vermieden.
- Förderung der Eigenbewegung, z. B. im Liegen und Sitzen.
- Die Entstehung eines Dekubitus wird nicht zusätzlich durch die Katheterableitung gefördert.
- Kein Einsatz von unwirksamen Hilfsmitteln wie z. B. Fellschuhe etc. zur Dekubitusprophylaxe.
- Wendet Hilfsmittel adäquat an.
- Die gefährdeten Hautbereiche des Patienten/Bewohners werden vor zu hoher Druckbelastung geschützt.
- Vermeidung von Scherkräften beim Sitzen im Rollstuhl.
- Vermeidung von Scherkräften beim Hochbewegen zum Kopfende im Bett.
- Regelmäßige Mobilisation und Förderung der Eigenbewegung.

5.1.4 Formulierungshilfen für Maßnahmen

- Systematische Risikoeinschätzung wird alle sechs Wochen oder bei Bedarf durchgeführt.
- Die Hautinspektion wird mindestens 1x pro Schicht durchgeführt.
- Beim Sitzen im Rollstuhl oder Stuhl wird darauf geachtet, dass der Patient/Bewohner mit den Füßen Bodenkontakt hat.
- Beim Sitzen im Bett wird auf die korrekte Hüftbeugung geachtet.
- 1x pro Schicht wird darauf geachtet, dass das Wechseldrucksystem einwandfrei arbeitet und das Gewicht richtig eingestellt ist.
- Die Angehörige von Frau I. erhält Informationsmaterial über die Dekubitusentstehung und -prophylaxe.
- Es wird auf ein attraktives Umfeld geachtet, um die Eigenbewegungen anzuregen.
- Förderung der Eigenbewegung und Wahrnehmung durch z. B. Basale Stimulation, Kinästhetik, Bobath.
- Aktive Bewegungsübungen, z. B. bei der Körperpflege oder bei Transfers.
- Fingertest bei geröteten Hautstellen wird durchgeführt.
- Freilagerung durchführen.[25]

---

[25] Mehr Formulierungshilfen zum Dekubitus finden Sie in unserem Buch »Expertenstandard Dekubitusprophylaxe in der Pflege«

5.2 Formulierungshilfen beim diabetischen Fußsyndrom

5.2.1 Formulierungshilfen bei Problemen

- Bei Frau A. liegt ein diabetisches Fußsyndrom vor.
- Herr Ä. hat eine periphere arterielle Verschlusskrankheit im linken Unterschenkel.
- Frau D. hat an beiden Füßen Hornhautschwielen und Druckstellen.
- Herr G. hat Schmerzen im rechten Bein und bewegt sich daher nur wenig.
- Frau Y. hat immer hohe Blutzuckerwerte. Dies führt vermehrt zu Missempfindungen (Kribbeln) und Taubheitsgefühl in den Füßen. Es liegt eine Unterversorgung des Gewebes vor.
- Herr U. hat vermehrte Hornhautbildungen (Hyperkeratose) an den Zehen und Knochenvorsprüngen.
- Bei Frau E. liegt eine Verformung des knöchernen Fußgewölbes links wegen Atrophierung der stützenden Muskeln und Sehnen bis hin zum Einbruch des Fußgewölbes (Charcot-Fuß) vor.
- Herr X. verspürt in beiden Beinen ein Taubheitsgefühl, Brennen, Kribbeln in den Zehen und den Füßen.
- Herr T. hat an beiden Füßen ein vermindertes Temperaturempfinden.
- Herr C. hat das Gefühl, auf Watte zu laufen und kalte Füße zu haben, obwohl diese warm sind.
- Frau B. hat Schmerzen bei ruhenden Füßen. Vor allem nachts muss sie öfter aufstehen, um sich Schmerzlinderung durch Umhergehen oder Kühlen der Beine zu verschaffen.
- Frau V. hat oft Gelenkschwellungen am rechten Bein sowie eine starke Neigung zum Verhornen und zu Nagelpilz.
- Herr N. ist starker Raucher. Dadurch hat sich die Durchblutung in seinen Beinen verschlechtert.
- Frau M. hat Durchblutungsstörungen im rechten Fuß. Dieser ist immer kalt.
- Frau B. hat Durchblutungsstörungen in beiden Beinen. Dies zeigt sich durch dünne pergamentartige, bläulich-blasse Haut. Sie ist sehr verletzungsgefährdet.
- Frau V. hat Durchblutungsstörungen in beiden Beinen. Dies zeigt sich durch Druckstellen (rötliche Hautflecken, die sich nicht wegstreichen lassen).

- Herr M. hat Durchblutungsstörungen in beiden Beinen mit Wadenschmerzen oder Krämpfen beim Gehen (Schaufensterkrankheit).
- Frau Z. führt die Fußpflege selbst aus und verletzt sich immer.
- Frau K. trägt enge Schuhe und dadurch entstehen Druckstellen.
- Frau W. weigert sich, ihre Füße regelmäßig beim Arzt untersuchen zu lassen.

Ischämischer Fuß

- Bei Frau W. ist der linke Fuß kalt und blass marmoriert.
- Bei Frau E. weist der rechte Fuß eine pergamentartige Haut auf.
- Herr H. hat trophisch gestörte Fußnägel an beiden Füßen.
- Bei Frau G. sind keine Fußpulse tastbar.
- Herr Z. klagt über Schmerzen beim Gehen.
- Bei Frau Ö. sind die Zehen bläulich verfärbt.
- Bei Herrn G. sind die Zehennägel verdickt und deformiert.
- Bei Herrn F. besteht an der Fußsohle eine allgemeine Gewebe- und Muskelatrophie.

Neuropathischer Fuß

- Frau J. ist sehr unempfindlich gegen Schmerzen in den Füßen, sodass es immer wieder zu Verletzungen an den Füßen kommt.
- Fr. K. verspürt oft nur abgeschwächt Wärme- oder Kälteimpulse am rechten Bein und Fuß.
- Bei Frau F. sind der Achillessehnenreflex und der Patellarsehnenreflex nur schwach oder gar nicht mehr auslösbar.
- Herr L. klagt über Missempfindungen wie Brennen, Stechen, Kribbeln oder Taubheit in den Füßen und Beinen (Burning-feet-Syndrom).
- Frau L. ist sehr gangunsicher.
- Bei Frau Ä. sind beide Füße deformiert, sie hat eine abnorme Zehenstellung.
- Herr K. leidet unter Schwielen und Rhagadenbildung (spaltförmige Einrisse der Haut) am linken Fuß, insbesondere an den Fersen.
- Herr R. hat in Ruhe und in der Nacht Schmerzen in den Füßen.
- Frau Y. hat eine oberflächliche Hautläsion unter dem Metatarsalköpfchen.
- Frau X. hat an der linken Ferse einen Ulcus.
- Frau V. hat eine Nekrose am rechten Vorfuß.
- Frau M. hat eine trockene Gangrän an der zweiten und dritten Zehe des linken Fußes.

5.2.2 Formulierungshilfen bei den Ressourcen

- Frau K. kontrolliert täglich ihre Füße und nimmt den Handspiegel zur Beurteilung der Fußsohle.
- Frau H. geht schon bei Bagatellverletzungen zum Arzt.
- Herr A. geht alle vier Wochen zur Fußpflege (Podologe).
- Frau W. besteht darauf, täglich abends ihre Füße mit Harnstoffsalbe einzucremen.
- Herr V. achtet darauf, dass seine Füße gut abgetrocknet werden.
- Herr N. trägt nur Socken und Strümpfe aus Naturfasern ohne störende Nähte.
- Frau W. achtet auf bequeme Schuhe.
- Frau E. achtet auf Fremdkörper oder Unebenheiten in den Schuhen.
- Frau S. geht regelmäßig zum Arzt und zum Diabetologen.
- Frau F. lässt regelmäßig ihre Füße untersuchen.
- Frau Z. hält ihre Diät und Diabetestherapie ein.
- Frau O. geht regelmäßig zur Diabetikerschulung.
- Herrn U. kontrolliert täglich seine Zehenzwischenräume, um frühzeitig Veränderungen (Fußpilz) zu erkennen.
- Zum Warmhalten der Füße trägt Frau F. warme Socken.
- Frau W. macht täglich Fußgymnastik.
- Frau V. achtet auf tägliche Hautpflege an den Füßen.
- Frau X. hat an einem Schulungsprogramm zur Selbstuntersuchung der Füße und zur Fußpflege teilgenommen.

5.2.3 Formulierungshilfen für Ziele

- Selbst kleinste Hautschädigungen werden frühzeitig erkannt.
- Infektionen werden frühzeitig erkannt.
- Unnötige Schmerzen sind vermieden oder verringert.
- Die Mobilität bleibt solange wie möglich erhalten.
- Die Hautläsionen werden fachgerecht versorgt, bevor es zu einer Infektion kommt.
- Der Bewohner beteiligt sich aktiv an seiner Gesunderhaltung.
- Gut eingestellter Diabetes mellitus.
- Fußpflege durch Podologen.
- Folgeschäden sind vermieden.

- Hornhautschwielen sind vermieden.
- Druckstellen sind vermieden.
- Keine Hautverletzung in den Zehenzwischenräumen.
- Die Lebensqualität des Bewohners soll erhalten bleiben bzw. verbessert werden

5.2.4 Formulierungshilfen für Maßnahmen

- Einmal täglich werden die Füße inspiziert.
- Es wird darauf geachtet, dass geeignetes Schuhwerk getragen wird.
- 1x monatlich Fußpflege (Podologe).
- Regelmäßige Inspektion der Zehenzwischenräume.
- Tägliche Kontrolle der Füße (auf rissige Hornhaut, Schwielen, Blasen und eingewachsene Fußnägel).
- Die Füße werden nach dem Waschen gründlich abgetrocknet.
- Tägliche Hautpflege.
- Mindestens 1x täglich wird zur regelmäßigen Fußgymnastik aufgefordert.
- Auf die Einhaltung der Diät und der Diabetestherapie wird geachtet.
- Auf tägliches Wechseln der Socken (aus Baumwolle, ohne Nähte) wird geachtet.
- Auf Druckentlastung des Fußes wird geachtet.
- Es wird darauf geachtet, dass der Bewohner nicht barfuß läuft (Verletzungsrisiko).
- Es werden harnstoffhaltige Pflegeprodukte zur Vermeidung von trockener Haut und Hornhäuten angewendet.
- Auf kurze Zehennägel wird geachtet.
- Es werden Socken ohne Gummi und Naht verwendet.
- Es wird darauf geachtet, dass das Badewasser nicht wärmer als 37 °C ist.
- Es werden weder Wärmflasche noch Heizdecke verwendet.
- Es werden keine zu langen Fußbäder gemacht (Haut weicht zu stark auf).
- Je nach ärztlicher Anordnung werden täglich die Blutzuckerwerte kontrolliert.
- Die Gabe von Medikamenten erfolgt laut ärztlicher Anordnung.
- Zur Fußgymnastik motivieren/durchführen (z. B. Füße kreisen, auf die Zehenspitzen stellen, einen Bleistift mit den Zehen greifen und vom Fußboden aufheben, ein Blatt Papier mit den Füßen falten etc.).
- Es werden keine spitzen Scheren oder Fußhobel zur Fußpflege verwendet.

- Fußpflege (Podologe) kommt alle 4 Wochen.
- Regelmäßige Termine mit Hausarzt und Diabetologen zur Fußuntersuchung, wie im Gesundheitspass Diabetes vorgesehen, werden eingehalten.

5.3 Formulierungshilfen beim Ulcus cruris venosum

5.3.1 Formulierungshilfen bei Problemen

- Frau O. hat einen Ulcus Cruris venosum am linken Unterschenkel.
- Herr W. hat Knöchelödeme beidseits.
- Frau K. leidet unter Unterschenkelödemen beidseits.
- Herr B. klagt über Schwellungsgefühlen in den Beinen.
- Frau N. hat ausgeprägte Pigmentverfärbungen (rot-braune Verfärbungen) an beiden Unterschenkeln.
- Bei Herrn K. besteht an beiden Unterschenkeln eine Stauungsdermatitis.
- Bei Frau W. besteht eine Dermatoliposklerose (chronische Endzündung der Dermis und Subkutis) am rechten Unterschenkel.
- Herr J. hat besenreiserartige Veränderungen an den Venen im Bereich der Knöchel und Fußregion.
- Frau W. lehnt das Tragen von Kompressionsstrümpfen ab.
- Frau B. wickelt nach dem Anlegen der Strümpfe diese wieder ab.
- Herr V. leidet unter einem Gamaschenulcus, es ist der ganze rechte Unterschenkel betroffen.
- Frau M. hat am rechten Innenknöchel einen Ulcus.
- Frau M. hat Schmerzen in beiden Beinen und klagt über Wadenkrämpfe.
- Herr Ä. hatte im rechten Bein eine tiefe Beinvenenthrombose.
- Frau Ö. hat immer wieder Venenentzündungen.

5.3.2 Formulierungshilfen bei den Ressourcen

- Frau P. vermeidet langes Sitzen oder Stehen, sie geht viel spazieren und legt anschließend ihre Beine hoch.
- Herr A. achtet darauf, dass die Kompressionsstrümpfe am Morgen im Liegen angelegt werden (möchte dies immer zur gleichen Zeit haben).
- Frau V. führt zur Aktivierung der Wadenmuskelpumpe und zur Beweglichkeit des oberen Sprunggelenkes gymnastische Übungen durch.

- Frau M. trägt flache Schuhe.
- Frau N. weiß, dass sie keine einengende Kleidung tragen soll.
- Frau W. führt keine Sonnenbäder mehr durch.
- Frau Z. verbringt sehr viel Zeit im Zimmer und legt die Beine immer hoch.
- Frau O. trägt keine Schuhe mit hohen Absätzen.
- Herr W. beachtet, dass das Badewasser nicht zu heiß ist.
- Herr T. achtet darauf, dass er die Beine nicht überkreuzt.
- Herr V. trägt nur Strümpfe/Socken ohne Bündchen und Naht.
- Frau S. trägt keine schweren Sachen.
- Frau Ü. achtet auf die korrekte Durchführung des Kompressionsverbandes.
- Frau W. nimmt ihren Kompressionsverband am Abend selbst ab.
- Frau W. weiß, dass sich der Blutrückfluss in den Venen durch Fußgymnastik verbessert.
- Frau Ä. führt täglich ca. 20 Minuten Fußgymnastik durch.
- Frau H. wickelt ihren Kompressionsverband mit zwei Binden selbst.
- Frau G. meldet sich, wenn sich der Kompressionsverband lockert.
- Herr Ä. geht täglich in der Stadt spazieren.
- Frau Z. zieht den Kompressionsverband nicht mehr an, wenn er ausgeleiert ist.
- Frau F. untersucht ihre Beine jeden Tag auf Hautschäden.
- Frau D. achtet darauf, dass sie sich nicht stößt.

5.3.3 Formulierungshilfen für Ziele

- Infektionen der Wunden müssen vermieden werden.
- Die Ödeme sollen sich zurückbilden.
- Schmerzen sollen auf ein Minimum reduziert werden.
- Die Lebensqualität des Bewohners soll erhalten bleiben bzw. verbessert werden.
- Vorbeugung eines Rezidivulcus.
- Vermeidung von Schmerzen.
- Abheilung des Ulcus.
- Akzeptiert die Kompressionsstrümpfe.
- Legt so oft wie möglich die Beine hoch.
- Schläft mit erhöhten Fußteil.

- Führt regelmäßig Fußgymnastik durch.
- Hautschäden sind vermieden.
- Intakte Haut.

5.3.4 Formulierungshilfen für Maßnahmen

- Kompressionstrümpfe vor dem Aufstehen im Liegen und immer zur gleichen Zeit am Morgen anlegen.
- Auf den Schutz der Beine vor Druck (zu enge Schuhe), Stoß und Hitze achten.
- Zum Hochlagern der unteren Extremitäten motivieren.
- Die Beine am Tag öfter hochlagern.
- Lymphdrainage nach ärztlicher Anordnung.
- Zum Bewegen motivieren.
- An Fußgymnastik erinnern.
- Krankengymnast kommt zweimal die Woche.
- Einmal täglich kontrolliertes Gehtraining.
- Bei Verletzungen Arzt verständigen.
- Darauf achten, dass keine frei verkäuflichen Venenmedikamente genommen werden.
- Auf ausgeglichenes Sitzen und Stehen achten.
- Zur Fußgymnastik im Sitzen und Liegen auffordern.
- Verbandwechsel nach Therapieplan.
- Medikamentengabe nach ärztlicher Anordnung.
- Tägliches Beobachten der Haut.
- Nach dem Baden die Haut nicht abfrottieren, sondern abtupfen.
- Darauf achten, dass bei Juckreiz nicht gekratzt wird.
- Wenn möglich neue Schuhe erst am Nachmittag kaufen.
- Richtige Hautschutzmittel beim Pflegen verwenden.
- Auf Hautschutz achten.

5.4 Formulierungshilfen beim Ulcus cruris arteriosum

5.4.1 Formulierungshilfen bei Problemen

- Hat keine tastbaren Fußpulse.
- Hat Beschwerden/Schmerzen beim Gehen.
- Frau H. hat auch im Sitzen Ruheschmerz im linken Unterschenkel.
- Muss beim Gehen immer wieder Pausen einlegen.
- Die Unterschenkel und Füße sind blass und marmoriert.
- Die Haut an den Unterschenkeln fühlt sich trocken und kühl an.
- Hat eine Nekrose am linken Fuß (Mittelzeh).
- Minderdurchblutung des Gewebes an beiden Beinen.
- Hat am rechten Fuß eine Nekrose wegen schwerer Durchblutungsstörung.
- Holt sich immer wieder Verletzungen an beiden Beinen, stößt sich öfter an Gegenständen.

5.4.2 Formulierungshilfen bei den Ressourcen

- Frau V. trägt nur Strümpfe/Socken ohne Bündchen und Naht.
- Frau B. untersucht ihre Beine jeden Tag auf Hautschäden.
- Frau W. achtet darauf, dass sie sich nicht stößt.
- Frau Y. geht selbstständig zur Fußpflege.
- Herr W. achtet auf zunehmende Schmerzen.
- Herr L. trägt nur Wollsocken.
- Frau B. achtet täglich auf Verfärbungen der Zehen.
- Frau N. macht täglich mehrfach Fußgymnastik.
- Herr M. geht täglich am Nachmittag im Park spazieren.
- Frau M. achtet auf bequeme Schuhe.
- Frau W. möchte, wenn sie gebadet wird, nur kurz in der Wanne bleiben.
- Frau P. weiß, dass sich die Schmerzen verstärken, wenn sie ihre Beine hochlegt.
- Frau G. achtet auf gesunde Ernährung.
- Frau J. geht regelmäßig zum Arzt.
- Frau H. achtet darauf, dass sie sich nicht stößt oder an den Beinen verletzt.

5.4.3 Formulierungshilfen für Ziele

- Infektionen der Wunden müssen vermieden werden.
- Schmerzen sollen auf ein Minimum reduziert werden.
- Die Lebensqualität des Bewohners soll erhalten bleiben bzw. verbessert werden.
- Vorbeugung eines Rezidivulcus.
- Vermeidung von Schmerzen.
- Abheilung des Ulcus.
- Führt regelmäßig Fußgymnastik durch.
- Hautschäden sind vermieden.
- Intakte Haut.

5.4.4 Formulierungshilfen für Maßnahmen

- Informationsbogen Selbstmanagementkompetenz wird erstellt.
- Beratungsgespräch geführt: Bewohner ist über das Krankheitsbild Ulcus cruris arteriosum und krankheitsspezifische Maßnahmen zur Rezidivprophylaxe informiert.
- Schmerzprotokoll führen, Schmerzmittelgabe nach Arztverordnung.
- Wundberaterin kommt 1x monatlich.
- Wunddokumentation wird geführt, Verbandwechsel in Absprache mit Wundberater nach Arztverordnung – Verwendung von Wundmaterialien zur Geruchsreduktion.
- Vollständiges Wundassessment 1x pro Woche und nach Bedarf.
- Darauf achten, dass keine einschnürenden Socken getragen werden.
- 2x pro Woche kommt die Physiotherapie ins Haus.
- Hautschutz und Hautpflege 1x tgl. durch den Pflegedienst.
- Füße warm halten – Tragen von Wollsocken.
- Tägliche Inspektion der Füße und Zehen – Veränderungen dem Arzt melden
- Fußgymnastik und Gehstreckentraining mindestens 1x tgl. durchführen.
- Auf Verletzungen achten.
- Immer wieder darauf hinweisen, dass die Füße nicht hochgelagert werden.
- Darauf achten, dass keine zu engen Schuhe getragen werden.
- Bequeme Schuhe anziehen.

5.5 Formulierungshilfen für das wundspezifische Assessment

Tabelle 13: Formulierungshilfen für die Wundbeschreibung

Wundart	Formulierungen zur Beschreibung der Wunden
Die Wundart beschreibt die Zugehörigkeit der Wunde zu einer bestimmten Kategorie.	• Dekubitus • Diabetischer Fuß • Ulcus cruris – venös • Ulcus cruris – arteriell • Ulcus cruris – arteriell-venös • Postoperative Wundheilungsstörung • Sonstiges: ______________________
Wundumgebung	**Formulierungen zur Beschreibung der Wundumgebung**
Die Wundumgebung wird beschrieben als das Hautgebiet, das direkt an die Wundränder grenzt und die Wunde umfasst.	Die fünf klassischen Anzeichen für eine Infektion • Schmerz • Rötung • Schwellung • Überwärmung • Eingeschränkte Funktion der Beweglichkeit Hautzustand der Wundumgebung • ödematös • Ekzem • nässend • gerötet • trocken • schuppig • Bläschenbildung • unauffällig • Follikulitis • dünne, blasse Haut • Ischämie Allergische Reaktionen auf • Pflaster • Folienkleber • Verbandsmaterial Sonstiges • mazeriert • flächige Rötung • scharf abgegrenzte Rötung • punktuelle Rötung • Hauteinblutungen • Hämatome • Verhornung • Einrisse • Patient/Bewohner äußert Schmerzen

Wundrand	Formulierungen zur Beschreibung des Wundrandes
Der Wundrand ist die Begrenzung der Wunde. Der Zustand der Wundränder gibt Aufschluss über die Wundheilung. Beobachtet werden die Beschaffenheit und die Färbung des Wundrandes.	• ödematös • mazeriert • gerötet • gerollt • entzündet • zerfranst • abgegrenzt • unregelmäßig • zerfetzt • wallartig • ausgestanzte Form • schwülstig • Taschenbildung • unterminiert • Wundrandnekrose • Epithelisierung

Wundexsudat	Formulierungen zur Beschreibung des Wundexsudats
Unter Wundexsudat wird die Sekretion einer Wunde verstanden. Die Art des Exsudats gibt Auskunft über die Wunde. Eiter weist z. B. auf eine Infektion hin. Auch die Menge des Exsudats ist von Bedeutung, da sich dies evtl. auf den Verbandwechsel auswirkt.	Farbe • gelblich • weißlich • grünlich • unauffällig Konsistenz • serös • serös blutig • serös wässrig • serös zähflüssig • serös eitrig • serös dickflüssig • serös klar • serös cremig • serös unauffällig Menge • kein Exsudat • schwach sezernierend (absondernd) • mäßig sezernierend • stark sezernierend
	Geruch • süßlich • faulig • ...

Wundgrund	Formulierungen zur Beschreibung des Wundgrundes
Der Wundgrund (das Wundbett) ist die Wundoberfläche ohne Wundrand.	Nekrosen • schwarze-harte Nekrose • nass-feuchte, graue Nekrosen • ohne Wundrand • oberflächliche Nekrosen • verschiebbare Nekrose • nicht verschiebbare Nekrose • Nekrosenrand locker • feste Nekrose • sich lösende Nekrose • Nekrose mit Fibrinbelag • Nekrose mit Fibrinbelag und Granulationsgewebe im Wundgrund • Restnekrose • Nekrose bedeckt die Wunde vollständig • Nekrose bedeckt die Wundfläche zu ... Prozent (Angabe in Prozent, z. B. 25 % oder 75 %) Beläge • weißlich/gelblich • weich • lösbar • fest • nicht lösbar • fibrinöse Beläge • krustenartige Auflagen • schmieriger Belag Farben* • rot (Granulation) • rosa (epithelisierendes Gewebe) • gelblich (Fibrinbelag) • schwarz (Nekrose) Sonstiges • Sehnen sichtbar • Knochen sichtbar • Schorf • Granulationsgewebe • Epithelisierung

* »Die Farbe Gelb in einer Wunde ist nicht immer ein Fibrinbelag. Die Farbe Schwarz ist nicht immer eine Nekrose« (Schröder, 2009, S. 162).

Wundheilungsphase	Formulierungen zur Beschreibung der Wundheilungsphase
	Exsudationsphase • kein Exsudat • Exsudat • serös • blutig • eitrig • schwarze trockene Nekrose • grau-gelbe feuchte Nekrose • infizierte belegte Wunde Granulationsphase • Granulation • schlechte Granulation • rote feste Granulation • blasse Granulation • blass-rosa Granulation • zyanotische Granulation • frisch-rote Granulation • schwammige Granulation Epithelisierungsphase • ausgehend von den Wundrändern rosa • abgeschlossen • Narbenumbau

Tabelle 14: Formulierungshilfen zu Einflussfaktoren und Einschränkungen in der Wundheilung und -therapie

	Formulierungen
Einflussfaktoren auf die Wundheilung	• Fehlendes Krankheitsverständnis • Trägt einschnürende Kleidung • Falsches Schuhwerk • Geschwächter Immunstatus • Schlecht eingestellter Diabetes • Alkohol/Drogen • Rauchen • Kachexie • Adipositas • Exsikkose • Tablettenabusus • Stress • Inkontinenz • Schmerzen • Mangelnde Fußpflege • Hauterkrankungen • Geringe körperliche Betätigung • Langes Sitzen • Immobilität
Wund- und therapiebedingte Einschränkungen	• Hohe Exsudatmengen • Unangenehmer Geruch • Einschränkung in der Mobilität • Einschränkung der Aktivität • Auf fremde Hilfe angewiesen • Schlafstörungen • Psychosoziale Aspekte z. B. – Soziale Isolation – Traurigkeit – Sorgen – Ängste – Gefühl des Kontrollverlust – Sonstiges • Schmerzen • Schmerztherapie eingeleitet: ☐ Ja ☐ Nein • Schwellung der Beine • Probleme bei der Kleidungs- und Schuhauswahl • Einschränkung bei der persönlichen Hygiene

6 FORMULIERUNGSHILFEN FÜR DIE PFLEGEPLANUNG

6.1 Pflegeplanung bei Dekubitus

Die Situation

Herr U. ist 86 Jahre alt. Er erlitt vor zwei Jahren einen Schlaganfall mit Hemiparese rechts. Er ist nun gehunfähig und kann nur zum Transfer kurz stehen. Sitzstabilität ist gegeben. Er wurde zwei Jahre lang zu Hause von seiner Ehefrau versorgt. Vor dem Schlaganfall besuchten Herr und Frau U. ihre Kinder regelmäßig. Die Ehefrau ist plötzlich verstorben. Die Kinder leben weiter entfernt, sind berufstätig und können die Pflege von Herrn U. nicht übernehmen. Herr U. und seine Kinder kamen zu dem Entschluss, dass ein Umzug und die Versorgung in einer Pflegeeinrichtung in der Nähe der Kinder für ihn das Beste sei.

Herr U. erzählt, dass es ihm zu Hause wichtig war, am Leben teilzuhaben. Dazu gehörte, dass er tagsüber immer in den Rollstuhl mobilisiert wurde. Herr U. gibt an, dass er seine rechte Körperseite weniger spüre als die gesunde Seite. Seinen linken Arm und das linke Bein könne er gut bewegen. Er könne sich aber z. B. im Bett nicht selber zur Seite drehen. Herr U. kam mit einem Dekubitus Grad III im Kreuzbeinbereich in die Pflegeeinrichtung. Nach seinen Angaben besteht die Wunde seit ca. 3 Monaten. Der Verbandwechsel tut ihm weh. Dass er nun nicht mehr oder nur für kurze Zeit im Rollstuhl sitzen kann, macht ihm zu schaffen. Er fühlt sich dadurch vom Leben abgeschnitten.

Probleme	Ressourcen	Ziel	Maßnahmen
• Hemiparese rechts nach Apoplex • Dekubitus Kategorie III im Kreuzbeinbereich • Sensibilitätsstörungen im Bereich der rechten Körperseite • Gehunfähigkeit, kein selbstständiges Umdrehen im Bett	• Kann linke Körperseite bewegen • Lässt sich in den Rollstuhl mobilisieren • Kann sich bei Schmerzen verbal äußern, kann Schmerzintensität auf der NRS-Skala angeben • Kann sich unterhalten	• Abheilung des Dekubitus • Hat keine Schmerzen beim Verbandwechsel • Keine Einschränkung in der Lebensqualität	• Einsatz einer Antidekubitusmatratze • Tägliches Überprüfen der Wechseldruckmatratze • Risikoeinschätzung/ Schmerzeinschätzung alle sechs Wochen und bei Bedarf

Probleme	Ressourcen	Ziel	Maßnahmen
• Besonders gefährdete Körperstellen: Kreuzbein und Gesäßbereich • Schmerzen beim Verbandwechsel • Einschränkung der Lebensqualität	• Möchte gern täglich in den Rollstuhl mobilisiert werden • Macht bei Krankengymnastik zweimal die Woche mit • Versucht kleine Übungen selbst zu machen		• Bewegungsplan führen (Rückenlage nur zum Essen) • Bei der Körperpflege auf Hautbeschaffenheit achten • Bei Rötungen Fingertest anwenden • Transfer in den Rollstuhl nach Bobath • Darauf achten, dass Antidekubituskissen im Rollstuhl vorhanden ist • Mobilisation in den Rollstuhl nach Absprache (2x tgl. für je 45 Min.) • Hautbeobachtung in jeder Schicht • Schmerzmedikamente nach ärztlicher Anordnung • Wundberaterin kommt 1x monatlich • Wunddokumentation wird geführt, Verbandwechsel in Absprache mit Wundberater nach Arztverordnung • Vollständiges Wundassessment 1x pro Woche und nach Bedarf • Informationsbogen Selbstmanagementkompetenz erstellt • Herr U. und Angehörige sind über die Dekubitusentstehung und druckentlastende/druckverteilende Maßnahmen informiert • Bekommt zweimal die Woche KG

6.2 Pflegeplanung beim diabetischen Fußsyndrom

Die Situation

Frau P. ist 84 Jahre alt. Sie lebt im Pflegeheim. Sie leidet seit 20 Jahren unter einem insulinpflichtigen Diabetes mellitus. Es besteht zudem eine Retinopathie an beiden Augen und ein diabetisches Fußsyndrom. Sie ist mit dem Rollator mobil.

Immer wieder kommt es zu oberflächlichen Druckulzerationen an beiden Fußsohlen, sodass Frau P. dann in ihrer Mobilität eingeschränkt ist. Frau P. klagt über Ameisenlaufen und stechende Schmerzen in den Füßen. Auch habe sie kein Gefühl mehr in den Füßen. Es besteht eine verstärkte Hornhautbildung mit Schwielenbildung. Die Haut ist rissig und trocken. Frau P. trägt gerne Pumps, die sichtlich zu eng sind. In der Nacht zieht sie keine Schuhe an, wenn sie zur Toilette geht. Sie versucht die Fußpflege selbst auszuführen, was ihr aufgrund der eingeschränkten Sehfähigkeit und Bewegungseinschränkungen (bei Polyneuropathie) immer schwerer fällt. Sie sagt selbst, dass sie gar nicht richtig erkennen könne, wo sie schneidet oder ob die Füße eine Verletzung haben. Irgendwie kann sie sich nicht erklären, wieso ihr die Füße so viele Beschwerden machen.

Probleme	Ressourcen	Ziel	Maßnahmen
• Diabetisches Fußsyndrom (DFS) an beiden Füßen bei langjährigem insulinpflichtigen Diabetes mellitus • Rezidivierende Druckulzerationen an beiden Fußsohlen • Sensibilitätsstörungen an beiden Füßen • Schmerzen an beiden Füßen • Frau P. besitzt wenig Wissen über das Krankheitsbild Diabetisches Fußsyndrom • Führt Fußpflege selbst aus, sieht schlecht, erhöhtes Verletzungsrisiko • Trägt zu enge Pumps • Barfußgehen – Verletzungsgefahr	• Kann sich mit dem Rollator selbst fortbewegen • Kann sich unterhalten und mitteilen • Kann Schmerzen äußern	• Ein Druckulcus bei DFS ist vermieden • Stärkung der Selbstmanagementkompetenz • Fußpflege wird von Podologen übernommen	• Informationsbogen Selbstmanagementkompetenz erstellt • Beratungsgespräch geführt: Frau P. ist über das Krankheitsbild DFS und krankheitsspezifische Maßnahmen zur Rezidivprophylaxe informiert • In Absprache mit Frau P. Fußpflege durch Podologin alle 6 Wochen • Tägliche Inspektion der Füße auf Druckstellen, kleine Risse, Blasen, Hornhaut usw. durch Pflegepersonal • Kleinste Risse & Verletzungen sofort desinfizieren und den behandelnden Arzt zur weiteren Beobachtung informieren • Fußbad durch Pflegepersonal durchführen, Füße gut abtrocknen und mit rückfettender Creme versorgen • Täglich überzeugen, dass sie die zu engen Schuh nicht mehr anzieht • Tragen von bequemen Schuhen am Tag und in der Nacht

6.3 Pflegeplanung beim Ulcus cruris venosum

Die Situation

Frau W. ist 80 Jahre alt. Sie lebt allein zu Hause. Bis jetzt hat sie sich selbst versorgt. Zum Einkaufen kommt ein Nachbar. Sie erhält Essen auf Rädern. Seit Jahren kommt eine Haushaltshilfe zu ihr. Die tägliche Grundpflege kann sie noch selbst bewältigen. Frau W. leidet unter einer chronisch venösen Insuffizienz und trägt seit 8 Jahren Stützstrümpfe. Da sie unter einer Polyarthritis leidet, fällt ihr das Anziehen der Stützstrümpfe immer schwerer. Deshalb hat sie versucht, ohne die Stützstrümpfe auszukommen. Seit ca. 2 Monaten leidet sie unter einem Ulcus cruris venosum an der Innenseite des linken Unterschenkels (8 cm lang und 5 cm breit, zu Dreivierteln mit einer grau-gelben Nekrose belegt).

Frau W. erzählt: »Zuerst war die Wunde klein, etwa so groß wie ein 5 Cent Stück. Ich habe versucht, die Wunde selbst zu behandeln. Die Wunde wurde aber mit der Zeit immer größer und fing stark zu nässen an. Kein Schuh hat mehr gepasst, da beide Beine angeschwollen sind. Ich habe ja schon Schmerzen aufgrund der Polyarthritis. Jetzt fällt mir aber das Gehen und Stehen wegen der Schmerzen immer schwerer.« Sie nutzt zum Gehen einen Gehstock und fühlt sich damit außer Haus aber unsicher. Als sie nicht mehr weiter wusste, ging sie zu ihrem Hausarzt. Jetzt kommt ein ambulanter Pflegedienst zum Verbandwechsel. Frau W. ist sich nicht sicher, ob die Wunde wieder heilt und was sie selber tun kann.

Probleme	Ressourcen	Ziel	Maßnahmen
• Nässendes Ulcus cruris venosum am linken Unterschenkel bei chronisch venöser Insuffizienz • Rezidivierende Druckulzerationen an beiden Fußsohlen • Sensibilitätsstörungen an beiden Füßen • Schmerzen am linken Unterschenkel • Eingeschränkte Gehfähigkeit, Unsicherheit beim Gehen außer Haus • Unterschenkelödem an beiden Unterschenkel	• Kann sich mit dem Gehstock in der Wohnung fortbewegen • Kann Schmerzen äußern • Kann sich unterhalten und mitteilen	• Abheilung des Ulcus cruris venosum • Keine Schmerzen • Stärkung der Selbstmanagementkompetenz	• Informationsbogen Selbstmanagementkompetenz erstellt • Beratungsgespräch geführt: Frau P. ist über das Krankheitsbild Ulcus cruris venosum und krankheitsspezifische Maßnahmen zur Rezidivprophylaxe informiert • Schmerzprotokoll führen, Schmerzmittelgabe nach Arztverordnung • Wundberaterin kommt 1x monatlich • Wunddokumentation wird geführt, Verbandwechsel in Absprache mit Wundberater nach Arztverordnung • Vollständiges Wundassessment 1x pro Woche und nach Bedarf • Vor dem Aufstehen am Morgen den Kompressionsverband im Liegen anlegen • Selbstständige Ausführung von Übungen: Aktivierung der Wadenmuskelpumpe im Bett liegend, Gehtraining • 2x pro Woche Physiotherapie • Hautschutz und Hautpflege 1x tgl. durch den Pflegedienst

6.4 Pflegeplanung beim Ulcus cruris arteriosum

Die Situation

Herr L. ist 92 Jahre alt. Er lebt seit einem Jahr im Pflegeheim. Er leidet unter einer pAVK und einem Ulcus cruris arteriosum am linken Vorfuß. Die oberflächliche Wundfläche ist 5 cm lang und 7 cm groß, die Wundexudation mäßig, die Wundumgebung gerötet, die Wunde fibrinös belegt. Es besteht ein auffälliger Wundgeruch. Früher hat Herr L. stark geraucht. Herr L. ist auf dem Wohnbereich mit dem Rollator mobil. Er klagt über Schmerzen in den Beinen und muss beim Gehen immer wieder Pausen einlegen. Wenn er die Füße hochlegt, hat er auch Schmerzen. Er habe immer das Gefühl, seine Füße seien kalt. Am liebsten trägt er Socken mit Gummibund – er mag es nicht, wenn Socken herunterrutschen. Wegen der Wunde macht er sich wenig Sorgen. Er sei ja schon sehr alt – unangenehm sei aber dieser Geruch aus der Wunde. Er glaubt, dass mancher Bewohner ihn deshalb meiden würde.

Probleme	Ressourcen	Ziel	Maßnahmen
• Ulcus cruris arteriosum am linken Vorfuß, mäßige Wundexsudation, auffälliger Wundgeruch • Gefühl der Isolation durch Wundgeruch • Schmerzen in den Beinen • Verminderte Gehstrecke • Kalte Füße	• Kann sich mit dem Rollator im Wohnbereich fortbewegen • Kann Schmerzen äußern • Kann sich unterhalten und mitteilen	• Abheilung des Ulcus cruris arteriosum • Keine Schmerzen • Stärkung der Selbstmanagementkompetenz	• Informationsbogen Selbstmanagementkompetenz erstellt • Beratungsgespräch geführt: Herr L. ist über das Krankheitsbild Ulcus cruris arteriosum und krankheitsspezifische Maßnahmen zur Rezidivprophylaxe informiert • Schmerzprotokoll führen, Schmerzmittelgabe nach Arztverordnung • Wundberaterin kommt 1x monatlich • Wunddokumentation wird geführt, Verbandwechsel in Absprache mit Wundberater nach Arztverordnung – Verwendung von Wundmaterialien zur Geruchsreduktion • Vollständiges Wundassessment 1x pro Woche und nach Bedarf • Keine einschnürenden Socken tragen • 2x pro Woche Physiotherapie • Hautschutz und Hautpflege 1x tgl. durch den Pflegedienst • Füße warm halten – Tragen von Wollsocken • Tägliche Inspektion der Füße und Zehen durch die Pflegekraft – Veränderungen dem Arzt melden • Fußgymnastik und Gehstreckentraining mindestens 1x tgl. durchführen

LITERATUR

Danzer, S. (2011): Chronische Wunden. Beurteilung und Behandlung. 3., überarbeitete und erweiterte Auflage. Stuttgart: Verlag W. Kohlhammer

Deutsches Netzwerk für Qualitätsentwicklung in der Pflege (DNQP) (2009): Expertenstandard Pflege von Menschen mit chronischen Wunden. Entwicklung – Konsentierung – Implementierung. Osnabrück: DNQP

Deutsches Netzwerk für Qualitätsentwicklung in der Pflege (DNQP) (2010): Expertenstandard Dekubitusprophylaxe in der Pflege. 1. Aktualisierung 2010, einschließlich Kommentierung und Literaturstudie. Osnabrück: Hochschule Osnabrück

Dissemond, J. (2009): Ulcus cruris venosum. In: Panfil, E.-M. & Schröder, G. (Hrsg.) Pflege von Menschen mit chronischen Wunden. Lehrbuch für Pflegende und Wundexperten. 1. Auflage. Bern: Verlag Hans Huber, S. 217–228

European Pressure Ulcer Advisory Panel and National Pressure Ulcer Advisory Panel (2009): Prevention and Treatment of pressure ulcers: quick reference guide. Washington DC: National Pressure Ulcer Advisory Panel. [Zugriff am 28. September 2013 unter http://www.epuap.org/guidelines/QRG_Prevention_in_German.pdf]

Hellmann, S. & Rößlein, R. (2013): 100 Fragen zum pflegepraktischen Umgang mit Dekubitus und chronischen Wunden. Hannover: Schlütersche

Hellmann, S. & Rößlein, R. (2013): Expertenstandard Dekubitusprophylaxe in der Pflege. Hannover: Schlütersche

Hellmann, S. & Rößlein, R. (2013): Pflegepraktischer Umgang mit Dekubitus: Basiswissen zur Wundheilung und -versorgung. Hannover: Schlütersche

Huhn, S. (2012): Praxisheft Kontrakturenprophylaxe. Aktueller Wissensstand pflegerischer Interventionen. 1. Auflage. Potsdam: DBfK Nordost e.V.

Lohmann & Rauscher (o. J.). Ulcus cruris. Entstehung – Diagnostik – Therapie. http://www.venennetzwerk.de/assets/files/pdf%20deutsch/ulcus-cruris-entstehung-diagnostik-therapie.pdf [Zugriff am 10. August 2013]

Morbach, S., Müller, E., Reike, H., Risse, A. Rümenapf, G. & Spraul M. (2011): Diabetisches Fußsyndrom. In: Diabetologie, 2011, 6, S. 150–158. http://www.deutsche-diabetesgesellschaft.de/fileadmin/Redakteur/Leitlinien/Praxisleitlinien/PL_DDG2011_Diab_Fusssyndrom.pdf [Zugriff am 10. August 2013]

Möller, C.-D., Billing, A., Klein, D. & Klepzig, Chr. (2012): Das Diabetische Fußsyndrom. In: Hessisches Ärzteblatt. Fortbildung. 03/2012, S. 151–155

Osterbrink, B. (2009): Das diabetische Fußsyndrom In: Panfil, E.-M. & Schröder, G. (Hrsg.). Pflege von Menschen mit chronischen Wunden. Lehrbuch für Pflegende und Wundexperten. 1. Auflage. Bern: Verlag Hans Huber, S. 267–287

Panfil, E.-M. (2009): Rezidivprophylaxe bei Dekubitus. In: Panfil, E.-M. & Schröder, G. (Hrsg.). Pflege von Menschen mit chronischen Wunden. Lehrbuch für Pflegende und Wundexperten. 1. Auflage. Bern: Verlag Hans Huber, S. 201–216

Schröder, G. (2009): Besonderheiten chronischer Wunden. In: Panfil, E.-M. & Schröder, G. (Hrsg.). Pflege von Menschen mit chronischen Wunden. Lehrbuch für Pflegende und Wundexperten. 1. Auflage. Bern: Verlag Hans Huber, S. 143–148

Strauß, G. (2004): Unterstützung bei den ATL. In: Menche, N. (Hrsg.). Pflege Heute. Lehrbuch für Pflegeberufe 3., vollständig überarbeitete Auflage. München: Urban & Fischer Verlag. S. 129–350

REGISTER